思春期学

基本用語集

一般社団法人 日本思春期学会 編

講談社

ii

思春期学基本用語集発刊にあたって

　本年9月に開催されます第40回日本思春期学会学術集会は，現在理事長である榊原が会長を務めさせていただきます。今回の学術集会のテーマは"思春期を科学する"とさせていただきました。それに合わせて「思春期学基本用語集」を作成しました。

　思春期学を学問として成立させるためには，まず共通言語が必要です。使っている言葉の定義が曖昧だったり，人によって異なっていたりしては科学することができません。思春期学は新しい学問分野であり，隣接する既存学問領域は多岐にわたります。今回は，思春期に関連する内容に重点を置いた説明を中心とし，思春期学における用語の学術的運用に資するものとしました。

　用語の領域としては，日本思春期学会を構成する研究者の主たる専門領域をもとに，産婦人科，泌尿器科，精神科，公衆衛生，学校教育，学校保健，看護，福祉，心理，新奇横断領域の10領域を設定し，最終的に380語を取り上げました。また，編集方針としては次の6項目の下に作成しました。

①俗語，誤用などの表現を指摘し，思春期学（学術面）において用いるべき用語を示す。
②略語，慣用表現，英語，英語頭字語を列記し，思春期学（学術面）における適切な略語等を示す。
③用語の指す範囲に混乱が見られる場合に，思春期学（学術面）における範囲を示す。
④学会教育委員会として改めて定義すべき用語を提示する。
⑤行政用語，法令用語のように変更されうる"社会的表現"については用語の範囲明記について促す。
⑥隣接する学問領域・学会の用語集に掲載されている用語（思春期学に重要なもの）については，思春期学の観点からの説明を付記等する形で引用することとする。

　最後に，「思春期学基本用語集」作成のためにご尽力いただいた執筆，編集担当の先生方に感謝の意を表しますと共に，この用語集が日本思春期学会会員の皆様の講演，学会発表や論文作成等のお役に立つことを期待しています。

2021年8月

日本思春期学会理事長　榊原　秀也

思春期学の構築に向けて

　思春期学は学問として未だ成立していない。この冷徹な分析のもと，学会として思春期学を学問として成立させていくにはどのような取り組みが必要なのか。これまで多くの議論が交わされてきた。

　Science（近代学問）から派生した各学問はその基盤にTerminologyとMethodologyを有している。日本思春期学会は複数分野から構成される学際的性格から，Terminologyに関しては玉石混淆の状況にあった。確かに当学会は，研究と実践の両輪で成り立っているが，少なくとも研究，すなわち学術面では早急にTerminologyを整備する必要があった。これらの背景から，本用語集の編纂に着手した。

　本用語集は，日本思春期学会における学術用語の使い方を手引きするものとする。対象とするのは，思春期学の研究者（若手研究者，初学者等含む）である。思春期学はその成り立ちは比較的新しく，隣接する既存学問領域は多岐にわたる。今回は，思春期に関連する内容に重点を置いた説明を中心とし，思春期学における用語の学術的運用に資するものとした。

　収録する用語については，下記6項目に該当する用語を採集するものとした。
①俗語，誤用などの表現を指摘し，思春期学（学術面）において用いるべき用語を示す。
②略語，慣用表現，英語，英語頭字語を列記し，思春期学（学術面）における適切な略語等を示す。
③用語の指す範囲に混乱が見られる場合に，思春期学（学術面）における範囲を示す。
④学会教育委員会として改めて定義すべき用語を提示する。
⑤行政用語，法令用語のように変更されうる"社会的表現"については用語の範囲明記について促す。
⑥隣接する学問領域・学会の用語集に掲載されている用語（思春期学に重要なもの）については，思春期学の観点からの説明を付記等する形で引用することとする。

　上記の項目①～⑥に照らし採集した用語を本用語集に掲載することにより，誤用やあいまい表現等がなくなり，用語の指し示す範囲が明示化され，学術的議論が噛み合うことが期待される。また，思春期学の観点から，隣接する学問領域との議論に臨むことが可能になる。これらをもって，思春期学の学術面向上を図る。

なお，原則として本用語集においては，用語の定義や解説に終始するのではなく（④，⑥を除く），可能な限り簡素化し，思春期学における適切な用語の運用について方向性を示す説明（手引き）を記述することとした。また，「重要」「必要」「大切」「べき」などの価値表現はできるだけ排除した説明とした。

　思春期学の成立を目指し，今後とも充足した用語集となるよう不断の検討・修正を行っていく。

　本用語集編纂にあたっては，多くの学会員のご協力を得ました。とくに編集委員の原田直樹先生には最後まで高度な戦略が求められる取り纏めをしていただきました。心より感謝いたします。

2021年8月
編集委員会を代表して
松浦 賢長

凡　例

● 本書の目的と構成

　本書は思春期学およびその隣接分野のうち思春期に関連する用語を収録した用語集であり，研究・教育等における用語使用時の手引きとして発刊したものである。

　それぞれの用語には，見出し語とともに用語採集の基準番号，英語表記，略語表記，本文，引用文献や参考文献で構成している。

● 用語の配列

　五十音順に配列した。

　外国語の略語についても発音に従って五十音順に配列した。

　（例）AYA 世代は「アヤセダイ」と読んで配列。

● 表記の方法

▶ 用語採集の基準番号

　本書に収録する用語については、用語採集方針の6項目に該当する用語を採集した。

▶ 略語

　一般的に使用されるアルファベットの略語が存在する用語については，英語表記とともに略語を記載した。

　（例）acquired immunodeficiency syndrome（略）AIDS

▶ 引用文献・参考文献

　内容の記述に際し文献を要したものは，引用文献や参考文献を記載した。引用文献においては文献番号を付し，本文中の引用箇所にも文献番号を記した。なお，文献の表記方法は日本思春期学会「思春期学」の規定に準じた。

▶ その他

　細菌等の学名については斜体で表記した。

　（例）梅毒トレポネーマ（*Treponema pallidum subsp. pallidum*）

愛他的行動 ⑥
altruistic behavior

　外的報酬を期待することなく他者の利益を増大させるために，自発的かつ意図的にされる行動を指す。向社会的行動，援助的行動に含まれる概念であるため，向社会的行動や援助的行動を同義と考えることもあるが，愛他的行動とは，その行為の動機に他者を思いやる感情などの愛他性があることが前提となることから，両者とは区別して用いる。

〔参考文献〕尾崎康子, 森口佑介編. 発達科学ハンドブック社会的認知の発達科学. 東京：新曜社；2018.

愛着 ①③⑥
attachment

　危機的状況に接したり，危機を予知して不安や恐れの感情が強く喚起されたりしたときに，特定の他者にくっつく，あるいはくっついてもらい，安心や安全の感覚を得ようとする心理行動的な傾向，あるいは，そのような行動を通して築く情緒的な絆のことである。生物学の研究では，問題行動を起こしやすい遺伝子をもったサルでも，母親との間に安定した愛着があれば後に問題行動を起こすことなく成長することが報告されている。人を対象とした分野でも，思春期や子育て期を中心に，乳幼児期の愛着形成とのちの行動に関する研究が多く行われている。

〔参考文献〕下山晴彦編. 誠信心理学辞典［新版］. 東京：誠信書房；2020. p 199-201.
Suomi S. J. Risk, resilience, and gene x environment interactions in rhesus monkeys. Ann N Y Acad Sci. 2006 ; 1094 : 52-62.

愛着障害 ①
attachment disorder

　養育者や特に母親との関係性が適切に構築されない場合に障害として現れる。愛着障害が原因として発達障害が発症することはないが，二次障害とし

て社会的な不適応が生じることはある。

〔参考文献〕ベンジャミンJ. サドック. カプラン臨床精神医学テキスト第3版 DSM-5診断基準の臨床への展開. 東京：メディカル・サイエンス・インターナショナル；2016.

アイデンティティ ①③④
identity

　エリクソン（E. H. Erikson）の心理社会的発達理論の中で，思春期（puberty and adolescence）における「危機（crisis）」を構成する自己概念。仁科弥生は「同一性」と和訳した。実はこの「危機」は，"危ない"という意味ではなく，"それを越えると戻れない"ことを価値中立的に示している。そしてこの「危機」は，「アイデンティティ（同一性）」と「役割混乱（Role confusion）」の葛藤を指している。この葛藤の末に生み出される"生きる力（virtue）"は，「献身（devotion）」と「忠誠（fidelity）」である。

　この「アイデンティティ」は日本語において対応する概念が乏しく，カタカナ表記のまま「アイデンティティ」とされることが多い。そもそも「アイデンティティ」は自己概念であり，社会や時代によって異なる。また，この「アイデンティティ」概念を生み出すにあたっては，エリクソンの人生（生い立ち含む）が大きく影響したと考えられている。

　本学会の学術面では，これらを踏まえ，「アイデンティティ」を用いる際には，どのような意味で用いているのかを初出時に説明することとする。

〔参考文献〕ローレンスJ. フリードマン, やまだようこ訳. エリクソンの人生〈上・下〉アイデンティティの探求者. 東京：新曜社；2003.

アウトリーチ ④
outreach

　社会福祉分野を中心とした対人援助分野において用いられる援助方法の用語である。元は「手を伸ばす」の意。社会福祉分野においては，その従事者や相談者が，クライエントの来訪を待つだけではなく，直接的に訪問して，必要とされる援助に取り組むこと。生活上の課題を有しながら，その課題が慢性化している場合や，社会福祉援助に不信感を抱いている場合，社会的孤立にある場合等に，自ら援助にアクセスすることができないクライエントが

対象となる。科学分野や社会教育分野においては，その成果を社会に公表する活動をアウトリーチと呼ぶことがあるが，対人援助の分野においては用いられることはない。

アクティブ・ラーニング ⑤
active learning

　学習者の能動的な学習への参加を取り入れた教授・学習法の総称である。アクティブ・ラーニングには複数の方法が含まれるので，どの方法のアクティブ・ラーニングであるかを冒頭に明記する。アクティブ・ラーニングに含まれる方法は，「発見学習」，「問題解決学習」，「体験学習」，「調査学習」，「グループ・ディスカッション」，「ディベート」，「グループ・ワーク」等である。

〔参考文献〕文部科学省. 新たな未来を築くための大学教育の質的転換に向けて〜生涯学び続け, 主体的に考える力を育成する大学へ〜（答申）用語集. 2012. https://www.mext.go.jp/component/b_menu/shingi/toushin/__icsFiles/afieldfile/2012/10/04/1325048_3.pdf

アナフィラキシー ④
anaphylactic shock

　アレルゲン等の侵入により，複数臓器に全身性にアレルギー症状が惹起され，生命に危機を与え得る免疫反応。複数臓器にわたる症状があっても，部分的な皮疹や間欠的な咳嗽など軽微なものが複数あるのみではアナフィラキシーには判断しない。従来使用されていたアナフィラキシーショックという文言は，ショックに至らない重症アナフィラキシーを軽視することへの危惧から使用せず，グレード 3 のアナフィラキシーまたはアナフィラキシー（重症）のように，上記のアナフィラキシーガイドラインに示されたグレードまたは重症度を明記する。

〔参考文献〕日本アレルギー学会. アナフィラキシーガイドライン. 2014. https://www.jsaweb.jp/modules/journal/index.php?content_id=4

アニミズム ③⑥
animism

19世紀にテイラー（E. B. Tylor）によって作られた用語であり，一般的に人間以外のすべての物の中に霊魂もしくは霊が宿っているという精霊信仰の考え方を指す。

心理学においては，ピアジェ（J. Piajet）が幼児期の思考形態，認知特性として，前操作期とされる2歳から7歳において現れる非生物にも人間のような命や思考，感情があると思い込み，擬人化して考える心理をアニミズムとした。例えば，花や太陽，乗り物などに目や口を描いたり，人形が床に落ちた時に，人形が痛い，悲しいと言っていると表現したりする。よって，テイラーの精霊信仰のアニミズムとは別の概念であり，区別して用いることとする。

〔参考文献〕ジャン・ピアジェ, 滝沢武久訳. 思考の心理学. 東京：みすず書房；1974.
大浜幾久子. ピアジェの発生的心理学. 東京：国土社；1982.

AYA世代 ①②④
adolescent and young adult（略）AYA

思春期・若年成人を指す Adolescent and Young Adult の頭文字で，思春期（15歳〜）から30歳代までの世代を指す。15歳から30歳代と対象が広く，15〜19歳をA世代，20歳代以降をYA世代として分けることがある。同じ年齢であっても，自立の度合い，就学・就労・経済的状況，家庭環境により個人差があるため，具体的な対応においては，一般に小児がんの対象となる年齢からは外れ，また成人のがん患者としては若年であることから，受診できる医療機関が少なく専門医を探し難く，公的な支援が受けにくかったりするなどの問題がある。国立がんセンターの情報によると，小児期からAYA世代にかけてがん種の内訳の変化は大きく，特に女性では20歳〜30歳代にかけて乳がん，子宮頸がん，甲状腺がんが増え，その変化が大きいといわれている。さらに，15〜19歳は，小児期のがんと同じ種類であることが多く，心身ともに発達の過程にあるため，小児科で診察を受けることが勧められている。

安全基地 ①
secure base

　心理学で使われる用語。子供の移動能力が備わり世界を広げていく際に，経験や感情を共有する場として機能する。発達するにつれて，安全基地の対象となる人物は親から友人，恋人，配偶者などに変化していく。

〔参考文献〕上里一郎. メンタルヘルス事典. 東京：同朋舎；2000.

アンドロゲン不応症（症候群）⑥
androgen insensitivity syndrome

　性分化疾患の一つである。以前は精巣性女性化症候群といわれていた。アンドロゲン受容体の遺伝子変異による機能障害が病因である。染色体が46,XY で精巣をもつが，表現型（外見に現れた形態・生理的な性質）が女性である病態のことである。抗 Müller 管ホルモン（AMH）は正常に分泌されるため Müller 管由来器官（子宮，卵巣，腟の一部）は欠失もしくは低形成となる。完全型（CAIS）では，恥毛，陰毛は薄いかまったくない。精巣は腹腔内か鼠径管に存在する。小児慢性特定疾病として位置づけられている。女児として養育された場合，精巣摘出，腟形成を行い，思春期以降はエストロゲンの補充を行う。精巣摘出は精巣の腫瘍化リスクがあるために行うが，アンドロゲンから変換されたエストロゲンが二次性徴を誘導するため，思春期前の摘出は避けるとの意見もある。男児では，外陰形成術や乳房縮小術を行う。陰嚢外の精巣は腫瘍化リスクがあるため，摘出を検討する。

〔参考文献〕日本産科婦人科学会. 産科婦人科用語集・用語解説集（改訂第4版）. 東京：金原出版；2018.
小児慢性特定疾患情報センター. アンドロゲン不応症概要. 2014. https://www.shouman.jp/disease/details/05_31_070/

生きる力 ⑤
zest for life, competency

　学校教育においては，2008・2009（平成20・21）年改訂の学習指導要領のキーワードとなった。「知・徳・体のバランスのとれた力のこと」と定義

されている。またこのキーワードは2017・2018（平成29・30）年改訂の学習指導要領でも採用されている。この文脈における本用語については，学術論文中では，「生きる力」とカギ括弧を付して表記する。

〔参考文献〕文部科学省. 学習指導要領「生きる力」保護者用パンフレット（平成22年）. 2010. https://www.mext.go.jp/a_menu/shotou/new-cs/pamphlet/__icsFiles/afieldfile/2011/07/26/1234786_1.pdf

育成医療 ⑤
medical aid for potential disabled children

　わが国の法令用語，行政用語である。障害者および障害児の自立支援医療費制度のうち，18歳未満の障害を有する児童または将来障害を残すと認められる疾患がある児童を対象とし，その身体障害を除去，軽減する手術等の治療によって確実に効果が期待できる者に対して提供される，生活の能力を得るために必要な自立支援医療費の支給を行う制度である（児童福祉法第4条第2項）。自立支援医療費制度には，精神保健福祉法第5条に規定する統合失調症などの精神疾患を有する者で，通院による精神医療を継続的に要する者を対象とする「精神通院医療」，身体障害者福祉法に基づき身体障害者手帳の交付を受けた18歳以上の者で，その障害を除去・軽減する手術等の治療により確実に効果が期待できる者を対象とした「更生医療」があり，用語使用時は「自立支援医療費制度（育成医療）」等と表記して使い分ける。

移行期支援 ③⑥
transitional support

　小児期から成人期の移行に向けた支援を「移行期支援（広義）」とする。小児期発症慢性疾患の継続診療にあたって，小児期医療から個々の患者にふさわしい成人期医療への支援を「移行期医療支援」とする。移行期医療の基本的考え方として，①患者の権利，②身体変化への対応，③人格の成熟への対応，④医療体制，が示されている。1990年代には小児科対象年齢を超えても小児科で診療を受けている現象として「キャリーオーバー」が用いられていたが，現在は使用されていない。

〔参考文献〕水口雅. 移行期の問題と小児科学会の取り組み. 小児科臨床. 2016；59（4）：489-494.
横谷進，落合亮太，小林信秋，他. 小児期発症疾患を有する患者の移行期医療に関する提言. 日本小児科学会雑誌.

2014：118；96-106.
石崎裕子編．成人移行期小児慢性疾患患者の自立支援のための移行支援について．平成26年度厚生労働科学研究費補助金（成育疾患克服等次世代育成基盤研究事業）慢性疾患に罹患している児の社会生活支援ならびにそれら施策の充実に関する研究（主任研究者 水口雅），2015.

意思決定 ④
decision making

　ある行動をとろうと自分で決めること。「意志決定」と表記されることもあるが，学校教育分野（たとえば，現在の〈2017・2018（平成29・30）年告示〉学習指導要領）では，小学校や中学校の特別活動，高等学校の数学科・保健体育科・家庭科などで「意思決定」と表記されている。「意志決定」ではなく「意思決定」と表記するほうが適切であろう。

〔参考文献〕文部科学省．小学校学習指導要領（平成29年告示），2017．https://www.mext.go.jp/content/1413522_001.pdf
文部科学省．中学校学習指導要領（平成29年告示），2017．https://www.mext.go.jp/content/1413522_002.pdf
文部科学省．高等学校学習指導要領（平成30年告示），2018．https://www.mext.go.jp/content/1384661_6_1_3.pdf

いじめ ①⑤
bullying

　いじめ防止対策推進法第2条において，「児童等に対して，当該児童等が在籍する学校に在籍している等当該児童等と一定の人的関係にある他の児童等が行う心理的又は物理的な影響を与える行為（インターネットを通じて行われるものを含む。）であって，当該行為の対象となった児童等が心身の苦痛を感じているものをいう。」と定義されている。いじめの定義や捉え方は時代によって変遷しており，拡大の傾向にある。また，いじめ防止対策推進法において定めることが求められている「いじめ防止基本方針」においては，いじめの態様が明示されており，定義の補足がなされている。

異食症 ①
pica

　通常食べることがない物を習慣的に摂取する症状を呈する。自閉スペクト

ラム症や知的能力障害児にみられやすいとされている。異食症は小児期早期，青年期，成人期で認められるが，診断には2歳以上という基準が提唱されている。食物以外も口に入れる発達過程における乳幼児の誤飲，誤食は異食症とは診断されず，異食症は2歳以上に生じるとされている。食物以外も口に入れるという乳幼児の発達過程でみられる行動の中で起きた誤飲・誤食は，異食症とは診断されない。

〔参考文献〕ベンジャミンJ. サドック. カプラン臨床精神医学テキスト第3版 DSM-5診断基準の臨床への展開. 東京：メディカル・サイエンス・インターナショナル；2016. p 1350.

異所性精巣 ⑥
ectopic testis

大腿部，鼠径部，会陰部，恥骨部など，精巣が正常な下降経路から外れた異常な位置にあること。異所性の精巣は体表からは触知できないこともある。乳幼児期の健診などで見つかることが多いが，思春期以降では，陰嚢内に精巣を触知できないことで本人が気づき発見されることもある。

〔参考文献〕吉田修. ベッドサイド泌尿器科学 改訂第4版. 東京：南江堂；2013. p 1011.
日本泌尿器科学会学術委員会編. 停留精巣診療ガイドライン. p6.　https://jspu.jp/download/guideline/guideline_1.pdf

依存症 ④
dependence

アルコール，薬物，たばこ，ギャンブル，インターネットゲーム等，依存の対象は多岐にわたる。自分の力ではどうしようもないほどにのめりこみ，通常の社会生活を送ることが困難になる。カフェイン使用障害，インターネットゲーム障害はDSM-5にて今後の研究のための病態として新たに基準案が提唱されている。嗜癖（addiction）は学術的には用いない。中毒と誤用されることがあるが，依存症では自分でコントロールが効かなくなるという点で異なる。

〔参考文献〕ベンジャミンJ. サドック. カプラン臨床精神医学テキスト第3版 DSM-5診断基準の臨床への展開. 東京：メディカル・サイエンス・インターナショナル；2016.

一般相談支援 ⑤
general consultation support

　わが国の法令用語，行政用語である。障害者および障害児の相談支援事業のうち，基本相談支援および地域相談支援を行う事業である。基本相談支援は，障害者や障害児の保護者等を対象に，地域の障害者等の福祉に関する各般の問題に関する相談に応じ，必要な情報の提供及び助言を行うものであり，一般相談支援，特定相談支援のいずれにおいても実施される。地域相談支援は，障害者施設や病院等に入所・入院している障害者が地域生活に移行するための地域移行支援，および居宅において単身で生活している者等の常時の連絡体制確保や緊急時の相談ができる地域定着支援がある（障害者の日常生活及び社会生活を総合的に支援するための法律第5条第18項）。相談支援事業には「一般相談支援」，「特定相談支援」，「障害児相談支援」の3つの事業があり，用語の使用時は事業名まで明示する。

居場所 ①
Ibasho

　物理的に人が居る場という意味に加え，安心できる，自分らしく居られるなどの心理的な意味を含んで場として用いられる。心理学，教育学，社会学を中心に研究されているが学術的に確立した定義はなく，各研究で操作的定義がされている。英語表現としては，"Ibasho"のように日本語をそのまま使用しているものと研究目的に応じて英文を当てているものもある。このような英語表現は，日本語の「居場所」に一致する概念が海外においてないことに関係している。心理的意味を含んだ用い方が広がるきっかけとして，文部科学省が登校拒否（不登校）問題の報告（1992）で「心の居場所」という用語を使用したことが挙げられる。その後，不登校などの問題を抱えた子どもたちでだけなく子どもたち全体に，さらに乳児から高齢者にいたるすべての年代で用いられている。したがって，学術的に用いる場合には，一般的用語との区別も踏まえて，文脈も含めた定義をする。

〔参考文献〕石本雄真. 居場所概念の普及及びその研究と課題. 神戸大学大学院人間発達環境学研究科研究紀要. 2009；3（1）：93-100.
西中花子. 児童期・青年期における居場所に関する一考察：居場所感の視点から. 神戸大学大学院人間発達環境

学研究科研究紀要. 2014；8（1）：151-164.

文部科学省初等中等教育局. 学校不適応対策調査研究協力者会議登校拒否（不登校）問題について—児童生徒の「心の居場所」づくりをめざして. 1992.

医療型児童発達支援 ⑤
designated medical child development support

　わが国の法令用語，行政用語である。「障害児通所支援」のうち，医療型児童発達支援センター等に上肢，下肢又は体幹の機能の障害のある児童を通所させ，児童発達支援及び治療を行うものである（児童福祉法第6条の2の2）。障害児通所支援には，医療型児童発達支援のほか，「児童発達支援」，「放課後等デイサービス」，「居宅訪問型児童発達支援」および「保育所等訪問支援」の各事業があり，用語の使用時は事業名まで明示する。

医療的ケア ⑤
medical care

　わが国の行政用語である。学校における医療的ケアとは，文部科学省において「一般的に学校や在宅等で日常的に行われている，たんの吸引・経管栄養・気管切開部の衛生管理等の医行為を指す」と示されており，日常生活に必要な医療的な生活を援助する行為を指して呼ぶ。また，非医療職である研修を受けた教員や介護職員等が実施可能な5行為（口腔内の喀痰吸引，鼻腔内の喀痰吸引，気管カニューレ内部の喀痰吸引，経鼻経管栄養，胃ろう・腸ろうによる経管栄養）は，「特定行為」と定義している。

（参考文献）文部科学省. 学校における医療的ケアの実施に関する検討会議（第1回）資料3学校における医療的ケアへの対応について. 2017. https://www.mext.go.jp/component/a_menu/education/micro_detail/__icsFiles/afieldfile/2018/01/22/1399834_001.pdf

陰茎 ⑥
penis

　男性器の一部で生殖器としての機能と泌尿器としての機能を併せ持ち，亀頭・包皮・海綿体・尿道から構成される。亀頭の先端には精液と尿の放出口となる外尿道口がある。包皮は亀頭以外の陰茎全体を覆う皮膚であり可動性

が高い。海綿体は陰茎海綿体と尿道海綿体に分かれる。陰茎海綿体は尿道の左右を取り囲むように一対あり，尿道海綿体の中には尿道が通っている。海綿体の周囲には白膜と呼ばれる硬い膜があり，これらの海綿体に血液が満たされると陰茎は大きく硬くなり勃起現象と呼ばれる。尿道は尿道海綿体の内部を通り亀頭先端の尿道口から体外へとつながる。

陰茎折症 ⑥
penile fracture

　陰茎が勃起した状態で強い外力を受け，陰茎海綿体を包んでいる白膜が断裂した状態。受傷の時「ポキッ」と音がすることもある。勃起時は陰茎海綿体に血液が充満しているので断裂部から出血，皮下に血腫を形成する。MRI 検査が血腫の場所や白膜の断裂部の診断に有用である。放置すると勃起障害や勃起時の変形を起こす可能性があるので，速やかに手術で血腫除去，断裂部の縫合を行う必要がある。原因としては，性交や自慰の際の外力や寝返り，子どもが飛び乗ったことなどがある。わが国では 20 〜 40 歳代の報告が多いが，思春期の症例報告もある。

〔参考文献〕葺石陽亮. 術中陰茎白膜断裂部位の特定に陰茎海綿体への生理食塩水注入が有効であった陰茎折症の3例. 西日本泌尿器科. 2019；81（6）：578-581.

陰茎弯曲 ⑥
curvature of penis

　勃起時の陰茎が弯曲する病気で先天性と後天性に分かれる。先天性は陰茎海綿体の発育のバランスが悪いことから成長に伴い陰茎が弯曲する状態である。後天性は陰茎海綿体白膜にしこり（硬結）ができることで弯曲する状態で形成性陰茎硬化症（ペロニー病）と呼ばれる。陰茎の弯曲により性交時に挿入困難・挿入できても抜けやすい・女性が痛みを感じるなどの性交障害となる。性交障害を認める場合は手術による治療が行われる場合がある。

インターネット依存 ①⑥
internet addiction

行動嗜癖の一つで，過剰なインターネット使用およびインターネット使用への渇望とそれをコントロールすることが難しい状態。統一された定義はない。インターネット依存の下位項目であるゲーム依存については，「ゲーム障害」としてWHOが2019年に承認したICD-11に記載されている。一方，DSM-5においては，精神医学の問題であるかの検討が必要ということから，「今後の研究のための病態」として「インターネットゲーム障害」が取り上げられている。今後，研究とともに定義も明確になると考えられる。インターネット依存症は，インターネットの依存によって身体的・精神的な症状を呈する状態である。対象となるインターネットの範囲，依存の程度を明確にして用いる。

（参考文献）American Psychiatric Association. DSM-5（Diagnostic and Statistical Manual for Mental Disorders）精神疾患の診断・統計マニュアル. 東京：医学書院；2014. p 788-790.

インテーク ④
intake interview

社会福祉機関等における受け入れの段階のことである。また臨床心理士等が行う心理面接においても使用される。相談面接の初回のみを指すこともあるが，初回面接に続く数回の面接を指すこともある。さらにインテークの方法は，社会福祉援助活動（ソーシャルワーク）の考え方によって異なることがあるため，相談援助の導入部分を指す用語として広く捉える。

院内学級 ⑤
hospital school/hospital classroom

特別支援学級の一つの種類であり，俗表現である。正式な定義はない。病院に併設されている特別支援学校，近隣の小中学校が病院内に開設している特別支援学級，特別支援学校の分教室や訪問教育がある。学術的に用いる場合には，開設のされ方等を含む定義を明確に示す。

院内学級は，病気療養中の児童生徒の教育の機会保証の観点から，学校教

育法第81条の3「特別支援学級を設け，教員を派遣して教育を行う事ができる」により，継続して医療や生活上の管理が必要な児童生徒に対して，必要な配慮を行いながら教育を行うものである。院内学級では病状に応じて授業時数を設定し，学習空白に対して補充授業を行うことができる。また病気理解や生活管理，心理的安定を図るための「自立活動」に関する指導も合わせて行っている。院内学級で学習するためには，基本的に転学が必要となるため，入院期間が短期間である場合は利用しにくいなどの課題がある。

〔参考文献〕文部科学省. 特別支援教育について4. 障害に配慮した教育（5）病弱・身体虚弱教育. https://www.mext.go.jp/a_menu/shotou/tokubetu/mext_00805.html

陰嚢水腫 ⑥
hydrocele testis, testicular hydrocele

　陰嚢内に液体が貯留した状態であり，腹圧がかかった時などに陰嚢が増大する交通性と，サイズ変化のない非交通性がある。通常強い痛みは伴わないことから，精巣・精索捻転をはじめとする急性陰嚢症との鑑別は容易である。陰嚢内に腸管などの臓器が脱出する鼠径ヘルニアとの鑑別は困難なことがあり，エコー検査が有用である。自然治癒する傾向が高いが，ヘルニア合併例や疼痛不快感が強い例，自然治癒が期待できない例では手術が検討される。

〔参考文献〕吉田修. ベッドサイド泌尿器科学 改訂第4版. 東京：南江堂；2013. p 1013-1014.

陰毛 ⑥
pubic hair

　陰部（生殖器）周辺に生えている毛のこと。生殖器周辺にしか生えない人がいる一方で下腹部や臀部から連続している人もいて，濃さや面積などは個人差が大きい。毛髪と同じく加齢とともに毛の色が白くなることもある。男性は思春期に精巣と陰嚢が大きくなったあとに陰茎が大きくなる。次いで陰毛が生える。女性の思春期では乳房が膨らみ始めると陰毛や腋毛が生える。

ウェクスラー式知能検査 ①②
Wechsler intelligence scale

　知能検査の一つである。ウェクスラー式知能検査では，言語性・非言語性検査のスコアや，全検査 IQ（Intelligence quotient）を測定することができる。

　年齢に応じて，未就学児にはウェクスラー就学前幼児用知能検査 第 3 版（Wechsler Preschool and Primary Scale of Intelligence-Ⅲ：WPPSI-Ⅲ），児童にはウェクスラー児童用知能検査 第 4 版（Wechsler Intelligence Scale for Children：WISC-Ⅳ），成人にはウェクスラー成人知能検査 第 4 版（Wechsler Adult Intelligence Scale：WAIS-Ⅳ）が用いられる。

〔参考文献〕ベンジャミン J. サドック. カプラン臨床精神医学テキスト第3版 DSM-5診断基準の臨床への展開. 東京：メディカル・サイエンス・インターナショナル；2016.

ウェルビーイング ①
well-being

　社会的，身体的，精神的に良好な状態であるという概念である。幸福度と訳されることもあるが，用いられる文献によって訳が異なる場合がある。

〔参考文献〕公益社団法人日本WHO協会. https://japan-who.or.jp/about/who-what/charter/

うつ病 ①
major depressive disorder

　抑うつ気分または日常生活の興味と喜びの喪失を特徴とする気分障害である。大うつ病性障害という用語も用いられることがある。診断基準の一つである体重減少については，小児の場合，期待される体重増加が認められないことも考慮する必要がある。介護うつや職場うつなどは俗称であり，学術面では用いない。

〔参考文献〕ベンジャミン J. サドック. カプラン臨床精神医学テキスト第3版 DSM-5診断基準の臨床への展開. 東京：メディカル・サイエンス・インターナショナル；2016.

運動器検診 ⑤
health survey of musculoskeletal system

　わが国の法令用語，行政用語である。2014（平成26）年4月30日通知の学校安全保健法施行規則第6条第3号の「脊柱及び胸郭の疾病及び異常の有無並びに四肢の状態」に関するもの指して呼ぶ。同通知で追加された「四肢の状態」は同第7条第4項に「四肢の形態及び発育並びに運動器の機能の状態に注意する」と明記されている。混用を避けるため，四肢の検診のみを指す場合，運動器検診ではなく「四肢の検診」等具体的な内容を明記することとする。定義は最新の学校安全保健法施行規則に規定されるものを用いる。

運動性無月経 ⑥
athletic amenorrhea

　部活動などでの激しい運動による利用可能エネルギー不足や競技に伴う体重減少による視床下部・下垂体機能不全に加え，身体的・精神的ストレスから，コルチコトロピン放出ホルモン（CRH），エンドルフィンの過剰分泌を伴うことで無月経になった状態。競技を始めた場合，初経の有無やその後の月経状況を保護者や指導者が本人と共有することが求められる。その治療にはトレーニング量の調整が必要とされる。

〔参考文献〕日本産科婦人科学会. 産科婦人科用語集・用語解説集(改訂第4版). 東京：金原出版；2018.

エイズ ②
acquired immunodeficiency syndrome（略）AIDS

　後天性免疫不全症候群の英語表記（Acquired Immunodeficiency Syndrome）の頭文字を取った略称である。ヒト免疫不全ウイルス（HIV）の感染が適切に治療されず免疫機能が低下し，細菌，真菌，ウイルス感染症や悪性腫瘍が起こった状態。HIV感染後は数年から十数年の無症候期を経て慢性的に免疫力低下が進行し，日和見感染症，悪性腫瘍など指定された23の指標疾患のいずれかに罹患した場合にエイズ（AIDS）発症と診断される。

かつては死に至る病気だったが現在ではコントロール可能な慢性疾患と考えられている。2018（平成30）年末の時点でわが国における HIV 感染者およびエイズ患者数の累計は約3万人で，世界では年間約300万人の新規感染者が報告されている。

〔参考文献〕厚生労働省．感染症情報．感染症法に基づく医師の届出のお願い．9 後天性免疫不全症候群．
https://www.mhlw.go.jp/bunya/kenkou/kekkaku-kansenshou11/01-05-07.html

HIV感染症 ⑥
human immunodeficiency virus infection

　ヒト免疫不全ウイルス（HIV）に感染した状態を HIV 感染症という。HIV に感染してもすぐにエイズ（AIDS）を発症するわけではなく，多くの人が感染後の数年間は症状が表れない。ヒト免疫不全ウイルスの感染源となるのは，精液・腟分泌液・血液・母乳などであり，その主な感染経路は，性行為による感染，血液を介した感染・母子感染の3つがあげられる。近年，適切な治療により，エイズの発症を抑えられるようになっている。

HTLV-1感染症 ⑥
HTLV-1 infection

　ヒト T 細胞白血病ウイルス1型（Human T-cell leukemia virus type 1：HTLV-1）は成人 T 細胞白血病・リンパ腫（Adult T-cell leukemia：ATL），HTLV-1 関連脊髄症（HTLV-1 associated myelopathy：HAM）および HTLV-1 ぶどう膜炎（HTLV-1 uveitis：HU）などの疾患を引き起こす。

　ATL は，その典型例では末梢血に花びら様の異常リンパ球が出現し，全身の各種臓器に浸潤する悪性の血液腫瘍である。ATL はいまだに有効な治療法がなく，血液腫瘍の中でも最も予後不良な疾患の一つである。HU は，突発性の飛蚊症，霧視，軽度の視力低下などの症状を呈し，治療反応性は良好だが再発も多い。HTLV-1 の主な感染経路は母子感染（垂直感染），性感染（水平感染）および輸血の3つであるが，献血者の抗体スクリーニングが開始されて以降は，輸血による感染はみられていない。現在では，母子感染，特に母乳を介した感染が主要な感染経路と考えられている。HTLV-1 キャリアおよび関連疾患は，わが国では九州・沖縄地方を含む南西日本に特

に多くみられ，先進国の中で唯一 HTLV-1 の浸淫国である。

（参考文献）国立感染症研究所. HTLV-1感染症. https://www.niid.go.jp/niid/ja/htlv-1-infection.html

エゴグラム ③⑥
egogram

　デュセイ（J. M. Dusay）が考案した性格診断法で自我状態の機能分析をグラフ化し，そのパターンから自己の性格特性や行動パターンの特徴を理解するもので，交流分析における自己分析法の一つである。

　わが国では，わが国で初めて岩井・石川により開発されたエゴグラム，杉田らにより作成されたエゴグラム・チェック・リスト（ECL），東京大学医学部心療内科 TEG 研究会が日本人の性格傾向やものの考え方に合わせて開発した東大式エゴグラム（TEG）などがあり用いられている。

　5つの自我状態である，CP（批判的親），NP（養育的親），A（大人），FC（自由な子供），AC（順応した子供）のそれぞれのレベルを判断し，その人の性格パターンを分析する。現在，医療現場だけでなく，教育，産業分野などで広く活用されている。

（参考文献）芦原睦. エゴグラム実践マニュアル自己成長エゴグラム（SGE）と対処行動エゴグラム（CB-E）. 東京：チーム医療；2006.
植木清直. 新訂版交流分析エゴグラムの読み方と行動処方. 長野：鳥影社；2005.

LGBT（LGBTQ）②
lesbian, gay, bisexual, transgender, and queer/questioning

　性的指向，性自認に関する英語用語（Lesbian, Gay, Bisexual, Transgender, and Queer/Questioning）の頭文字を取った総称の略である。レズビアンは女性に惹かれる女性，ゲイは男性に惹かれる男性，バイ・セクシュアルは両性愛者，トランスジェンダーは性同一性障害，クィアはセクシュアルマイノリティの総称，クエスチョニングは性自認や性的指向について，わからない，意図的に決めていない，決まっていないことである。

援助交際 ①
compensated dating

　金銭の援助を伴う交際である。俗表現であり学術用語ではない。一般的に，女性が金銭援助を目的に交際相手を募る形式がとられる。元々は，高校生や大学生などの若い女性が行う売春の一つのタイプを指す言葉であったが，さらに上の年齢の女性も対象に含有されるようになった。売春は，「対償を受け，又は受ける約束で，不特定の相手方と性交すること」（売春防止法第2条）であるのに対して，援助交際は，会話や食事するだけの交際も含むものであり，性交・性交類似行為に限定されない。男性が金銭援助目的で交際することを逆援助交際ともいう。援助交際の一部は法律を犯すものであり，出会い系サイトにおける児童（18歳未満）を対象にした援助交際を誘う書き込み，児童との性交および性交類似行為を伴う援助交際などが該当する。対象および行為の範囲を明確にして用いる。

エンパワメント ④
empowerment

　社会福祉においては，社会福祉援助（ソーシャルワーク）におけるアプローチ方法の一つであり，個人や集団などの援助対象者（クライエント）が自ら問題に対処する能力（パワー）を自覚し，発揮できるようにする援助である。元々は法律用語で権利や権限を付与することを指し，その後，社会福祉をはじめ，教育，医療など多くの領域に拡大した。重要な観点は，クライエントが問題によって減退したパワーを自覚し，そこからの脱却の主体者となれるようソーシャルワーカーと協働するプロセスが重視されることである。一方的で指導的な関わりや言葉で勇気づけることをエンパワメントと呼称するものがしばしば見受けられるが，本来の意味からは外れていることに留意する。

OHVIRA症候群 ⑥
obstructed hemivagina and ipsilateral renal anormaly

　先天性の子宮形態異常の一つ。Wolff 管の発生障害に伴う Müller 管の癒

合不全により生じ，重複子宮，重複腟，片側の腟閉鎖・同側腎欠損を合併する疾患である。月経開始直後ころより月経血の貯留による子宮留血症や腟血腫をきたす。思春期の腹痛，重症の月経痛等で発見される。

親離れ ①⑥
independence from parents

　親からの「心理的離乳」あるいは「第2の分離個体化期」の俗表現であり，思春期，青年期の発達課題の一つである。親離れ（心理的離乳）の時期は，第2次反抗期と重なる。「心理的離乳」は，アメリカの心理学者ホリングワース（L. S. Hollingworth）により提唱された概念であり，親（家族）からの心理的な自立を意味している。親から自立しようとする際，親への反抗や親との葛藤といった分離不安を伴うために不安定になりやすいが，この過程を通して親との適切な関係性を見出していく。過去からの親子関係に葛藤や歪みがあると，親離れ（心理的離乳）の過程は難しくなる。現代では，親離れ（心理的離乳）が青年中期に入ってもなお十分に達成できない青年もいる。用語を用いる際には，「親離れ（心理的離乳）…」と（心理的離乳）を付記する。

オルガズム痛 ⑥
dysogasmia

　オルガズム痛は，オルガズムに伴って経験する下腹部〜骨盤部の痛みのことで，男女ともに起こりうる。オルガズム痛の起こるタイミングには個人差があり，オルガズムの最中や後，まれに数時間後に起こるケースもある。この現象はよく理解されておらず十分に研究されていないが，女性では子宮内膜症，卵巣嚢胞，子宮頸部の刺激，子宮筋腫，性感染症，骨盤底機能障害が，男性では性感染症や骨盤底機能障害，前立腺疾患とそれに伴う前立腺切除手術，精管嚢胞，精管結石などが原因として示唆されている。

解離性障害 ①
dissociative disorders

　本来一つにまとまっている意識，記憶，同一性，知覚における機能が一時的に失われることを特徴とする障害。解離症とも呼ばれる。以前はヒステリーという用語が使われることもあったが，学術面では用いない。解離症群には，下記の疾患が含まれる。

・解離性健忘：心的な外傷に関する記憶の喪失が認められる。
・解離性遁走：自己同一性に関する感覚が失われ，突如失踪することを特徴とする。
・解離性同一症：複数の人格をもつことを特徴とする。多重人格障害という用語も用いられる。まれな障害である。
・離人感・現実感消失症：自分が身体の外にいるかのような感覚を特徴とする。

〔参考文献〕厚生労働省. みんなのメンタルヘルス総合サイト.　https://www.mhlw.go.jp/kokoro/know/disease_dissociation.html

カウパー腺 ⑥
Cowper's gland

　男性尿道に開口する尿生殖隔膜内にある左右一対の腺組織。尿道球腺ともいう。イギリスの外科医カウパー（W. Cowper）が初めて解剖図に描いた。性的興奮時に無色透明でやや粘稠度のある液を分泌する。外尿道括約筋よりも遠位（尿道口側）に開口しているため自覚しないまま外尿道口から排出される。アルカリ性であり酸性に弱い精子を保護するといわれている。

　この分泌液に精子が含まれているかについて，対象者全員の検体にまったく含まれなかったという報告と，活動精子が含まれていたという報告の両方がある。射精が近づいてから分泌されるため，純粋なカウパー腺からの分泌液を採取することは困難であり，したがって，理論上はカウパー腺に精子がいないと考えるのが妥当であるが，この分泌液が排出される状況下ではすでに精子が尿道内に存在している可能性があると考えられる。

〔参考文献〕Zukerman Z. Does preejaculatory penile secretion originating from Cowper's gland contain sperm? Assist Reprod Genet. 2003 ; 20（4）: 157-159.
Killick SR. Sperm content of pre-ejaculatory fluid. Hum Fertil（Camb）. 2011 ; 14（1）: 48-52.

過換気症候群 ①
hyperventilation syndrome

　短時間に必要以上の呼吸をし，血中の二酸化炭素分圧が低下，呼吸性アルカローシスを起こす病態。その結果，眩暈，動悸，息苦しさ，胸部絞扼感，唇や四肢末端のしびれ感，冷感などが生じ，ときに失神に至ることもある。なお，過呼吸とは単に必要以上の呼吸を行うことを指す。過呼吸症候群と記載するのは誤りである。

〔参考文献〕ベンジャミンJ. サドック. カプラン臨床精神医学テキスト第3版 DSM-5診断基準の臨床への展開. 東京：メディカル・サイエンス・インターナショナル；2016.

学習指導要領 ⑤
national curriculum standard

　学校教育法施行規則に基づき，国が定める教育課程の基準である。約10年ごとに改訂されていることから，用語「学習指導要領」を用いる場合には，適宜，何年改訂の学習指導要領であるかを明示することとする（例：平成29年改訂学習指導要領）。また，学習指導要領の詳細を記した学習指導要領解説についても同様に改訂年を適宜記載することとする。

学童保育 ⑤
after-school care

　小学校に就学している児童で，その保護者が労働等により昼間家庭にいない者に，放課後の適切な遊びおよび生活の場として利用させるものである。小学校内のスペースや地域の児童館等を使用することが多いが，運営は学校ではなく，自治体の教育委員会等の部局や委託された民間団体等である。学童保育の多くは，「放課後児童健全育成事業」（児童福祉法第6条の3②）によるものであるが，民間団体が独自で実施しているところもある。その他にも「放課後児童クラブ」等の名称を使用することもある。

学力 ③
competency, academic ability, academic skills

　将来・未来を生きていくための能力であり，それは時代や社会によって異なっている。本学会の学術面における用語「学力」の運用に際しては，初出時に必ずその要素を記載することとする。なお，現在のわが国の学校教育における学力の要素は3つあり，普通教育では「知識及び技能」，「思考力，判断力，表現力等」，「学びに向かう力，人間性等」である。高等教育では，普通教育の「学びに向かう力，人間性等」が「主体性を持って多様な人々と協働して学ぶ態度」とされている。

学齢期 ⑤
school age

　わが国の法令用語，行政用語である。学校教育法（要約）において，「保護者は子の満6歳に達した日の翌日以後における最初の学年の初めから，満12歳に達した日の属する学年の終わりまで（学齢児童という）小学校等に就学させ，また，小学校等の課程を修了した日の翌日以後における最初の学年の初めから，満15歳に達した日の属する学年の終わりまで（学齢生徒という）中学校等に就学させる義務を負う」と定めている。これを踏まえて，義務教育の段階における普通教育に相当する教育の機会の確保等に関する法律において，この義務教育期間の9年間を「学齢期」と規定している。しかし，行政用語としては，高等学校を含む場合が多いことから，学術面では小学1年生から高校3年生までの範囲とし，指定した範囲を括弧書きで明記することとする（例：壱岐市歯科口腔保健推進計画における年代別歯・口腔の健康の現状，課題，取り組み「学齢期（小学生～高校生）」）。

〔参考文献〕長崎県壱岐市. 歯科口腔保健推進計画. 2014. http://www.city.iki.nagasaki.jp/material/files/group/2/gakureiki.pdf

かくれ肥満 ①⑥
visceral fat obesity

　「かくれ肥満」は俗表現であり，学術面では「内臓脂肪型肥満」を用いる。

内臓脂肪型肥満は，腹腔内の腸間膜などの内臓に脂肪が過剰に蓄積した肥満であり，生活習慣病に深く関連する。内臓脂肪蓄積の基準は，メタボリックシンドロームの診断基準の1項目として示されており，成人においては，CTスキャンで臍の高さの内臓脂肪面積が 100 cm^2 以上であり，ウエスト周囲（臍の高さ）を基準にすると男性 85 cm 以上，女性 90 cm 以上である。同様に，小児（6歳以上15歳）では，内臓脂肪面積 60 cm^2 以上であり，ウエスト周囲 80 cm 以上，ウエスト周囲/身長 0.5 以上である。ただし，小学生では腹囲 75 cm 以上である。肥満は，日本肥満学会が，成人では BMI 25 以上，小児では肥満度 20% 以上かつ体脂肪率の有意な増加と定義されている。肥満は，内臓脂肪型と皮下脂肪型に分かれるので，内臓脂肪型肥満が，必ずしも内臓脂肪蓄積の基準を満たすとは限らない。また，肥満ではなくとも内臓脂肪蓄積が存在する。したがって，隠れ肥満を用いる場合には，内臓脂肪型肥満の俗表現であることを明記するとともに，内臓脂肪蓄積及び肥満の程度を明確に定義する。

〔参考文献〕メタボリックシンドローム診断基準検討委員会. メタボリックシンドロームの定義と診断基準. 日本内科学会雑誌. 2005；94：188-203.
日本肥満学会. 小児肥満症診療ガイドライン. 東京：ライフサイエンス出版；2017. p7.

過食症 ①
bulimia nervosa（略）BN

摂食障害の一つ。学術的には神経性過食症，もしくは神経性大食症と記述する。過食と体重増加を防ぐための不適切な代償行為（嘔吐や絶食など）の頻度が平均して3ヶ月にわたり週1回以上あり，自己評価が体形や体重の影響を過度に受けている病態を指す。単に「過食症」と記載するのは，神経性やせ症/神経性無食欲症（anorexia nervosa）の類型でみられる過食や，過食性障害（binge-eating disorder）と混同されるため避けたほうがよい。

〔参考文献〕アメリカ精神医学会. DSM-5精神疾患の分類と診断の手引. 東京：医学書院；2014.

仮性包茎 ⑥
pseudo phimosis

　陰茎先端の亀頭部が包皮で覆われて，亀頭が露出していない（剥けない）状態のこと。通常時は包皮が亀頭部を覆っていても，勃起時や用手的に包皮の翻転が可能な物を仮性包茎と呼ぶ。乳幼児期には包皮の内側（内板）と亀頭は癒合しており，包皮口も狭く，翻転できないのが正常である。3歳頃から包皮の翻転が可能となりだし，思春期以降にはほとんどの男児で用手的に翻転可能となるため，小児期は治療を行わないことが多い。ただし反復する包皮炎や尿路感染，排尿時に出口となる包皮口が狭く包皮が膨らむバルーニングなどの症状がある場合には，医師の判断で治療が行われることもある。一般的な治療法としては，皮膚を軟化させるステロイド軟膏を塗布しながらの包皮翻転や，余剰の包皮を切り取る環状切除術が選択されることが多い。

〔参考文献〕吉田修. ベッドサイド泌尿器科学 改訂第4版. 東京：南江堂；2013. p 1018-1019.
日本小児泌尿器科学会. 小児泌尿器科の主な疾患. 包茎.　https://jspu.jp/ippan_010.html

過多月経 ⑥
hypermenorrhea, menorrhagia

　月経の出血量が異常に多いものをいう。通常140 mL以上をいう。臨床的には，気づかず放置され，貧血が進んでから医療機関を受診することもある。原因としては，機能性出血や子宮筋腫，子宮腺筋症，子宮内膜ポリープなどの器質性疾患や内分泌異常，血液凝固障害に伴うことが多い。中高校生の4人に1人が，過多月経との報告がある。

〔参考文献〕内閣府日本子宮内膜症啓発会議. 平成29年度スポーツ庁委託事業「子供の体力向上課題対策プロジェクト」関連資材ホームページ.　http://www.jecie.jp/jecie/jsa2016/

学校安全 ⑤
school safety

　わが国の法令用語，行政用語である。学校の設置者が，児童生徒等の安全の確保を図るため，その設置する学校において，事故，加害行為，災害等（以下：事故等）により児童生徒等に生ずる危険を防止し，および事故等に

より児童生徒等に危険又は危害が現に生じた場合適切に対処することができるよう，当該学校の施設および設備並びに管理運営体制の整備充実その他の必要な措置を講ずるよう努めるものである。

学校安全は，学校保健，学校給食とともに学校健康教育の三領域の一つであり，それぞれが独自の機能を担いつつ，相互に関連を図りながら，児童生徒等の健康の保持増進を図っている。さらに，学校安全の三領域として，生活安全，交通安全，災害安全がある。学校安全の活動は，安全教育と安全管理，組織活動という三つの主要な活動から構成されている。

学校医 ⑤
school doctor

学校安全保健法第22条に「学校には，学校医を置くものとする。」と規定されたわが国の法令用語，行政用語。職務は学校保健法施行規則第22条に，学校保健計画及び学校安全計画の立案に参与すること，学校環境衛生の維持及び改善に関し学校薬剤師と協力して必要な指導と助言を行うこと，健康相談に従事すること，保健指導に従事すること，健康診断に従事すること，疾病の予防処置に従事すること，感染症の予防に関し必要な指導及び助言を行い並びに学校における感染症及び食中毒の予防処置に従事すること，校長の求めにより救急処置に従事すること，市町村の教育委員会又は学校の設置者の求めにより就学時の健康診断又は職員の健康診断に従事すること，必要に応じ学校における保健管理に関する専門的事項に関する指導に従事することとされている（2021（令和3）年2月現在）。定義は最新の学校安全保健法および同法施行規則に規定されるものを用いる。

学校環境衛生 ⑤
school environmental sanitation

わが国の法令用語，行政用語である。学校保健安全法第6条において「文部科学大臣は，学校における換気，採光，照明，保温，清潔保持その他環境衛生に係る事項について，児童生徒等及び職員の健康を保護するうえで維持されることが望ましい基準を定めるものとする」と規定されているものを指して呼ぶ。また，その具体的な基準は，学校保健安全法施行規則によって学

校環境衛生検査の実施について定められており，法に基づき文部科学省が策定しているものを用いる。

学校教育法 ⑤
School Education Act

　わが国の学校教育に関する法律である。教育を受ける権利や義務教育など，教育の基本原理を定めた日本国憲法第26条や，教育の基本理念や義務教育の無償性，教育の機会均等などを規定した教育基本法を踏まえて，義務教育の範囲を規定し，その目標を定めるとともに，幼稚園から大学までの各学校種の目的や目標，修業年限などを規定している。また，日本国憲法や教育基本法と，各学校段階での教科等の構成などを規定している学校教育法施行規則（文部科学省令）や，全国的に一定の教育水準を確保するなどの観点から，各教科等の目標や大まかな内容を定める学習指導要領（文部科学省告示）とをつなぐ役割も果たしている。

〔参考文献〕文部科学省．学習指導要領等の更生，総則の構成等に関する資料．2015．https://www.mext.go.jp/b_menu/shingi/chukyo/chukyo3/061/siryo/__icsFiles/afieldfile/2016/01/26/1365598_8.pdf
文部科学省．教育基本法の改正を受けて緊急に必要とされる教育制度の改正について（答申）．2007．https://www.mext.go.jp/b_menu/shingi/chukyo/chukyo0/toushin/attach/1399441.htm
文部科学省．教育基本法案について（説明資料）．2006．https://www.mext.go.jp/b_menu/kihon/houan/siryo/setsumei.pdf

学校歯科医 ⑤
school dentist

　大学以外の学校で，歯科に関する健康診断や保健指導，保健教育などの職務を非常勤で行う歯科医。その職務は学校保健安全法施行規則第23条に示されている。具体的には，学校の歯・口の健康診断に従事し，予防・治療の処置を要する者や保健指導を要する者のスクリーニングを行う。そして，スクリーニングにより疾患の予防や治療措置が必要な者への指示，健康相談，経過観察や保健指導など事後の措置をする。加えて，歯科保健に関する教材や資料の提供および助言，養護教諭や学級担任による個別指導や健康相談への指導助言がある。また，学校保健委員会や地域学校保健委員会での指導助言など学校関係者，児童生徒，保護者や地域住民と連携を図りながら子どもの健全育成のための活動に期待をされている。

学校生活管理指導表 ⑤
school life management guidance table

　特別な配慮や管理が必要な疾患をもつ児童生徒の生活指導を適切に行い，その児童生徒の安全と安心，QOL を最大限に発揮させることを目的に作成される。管理指導表は，心疾患，腎疾患などの疾患用とアレルギー疾患用があり，それぞれ小学生用と中・高校生用とが設けられている。個々の疾患に関する情報とともに，運動領域，文化的活動，学校行事，給食やその他の活動などについて，本人にとっても保護者や集団生活の指導者にも理解・適用しやすい管理指導基準が設けられている。学校生活上の適切な指標について，主治医が正しい診断に基づいて記載し，保護者を通じて，学校が把握する。そして，管理指導表をもとに学校と保護者，児童生徒自身で学校生活における配慮や管理について決定する。

学校保健 ⑤
school health

　わが国の法令用語，行政用語である。文部科学省設置法第 4 条第 12 項において「学校保健（学校における保健管理と保健教育をいう。）」と規定されているものを指して呼ぶ。文部科学省において，児童生徒等の健康の保持増進を図ること，集団教育としての学校教育活動に必要な健康や安全への配慮を行うこと，自己や他者の健康の保持増進を図ることができるような能力を育成すること等を目的に実施される保健管理や保健教育とされている。

学校保健安全法 ⑤
School Health and Safety Act

　わが国の法令用語，行政用語である。学校保健法の改正により，2009（平成 21）年 4 月 1 日から施行されており，学校において，児童生徒および教職員の健康の保持増進を図り，安全な環境での教育活動を実施することを目的とした法律である。

学校保健委員会 ⑤
school health committee

　わが国の法令用語，行政用語である。学校における健康に関する課題を研究協議し，健康づくりを推進するための組織である。学校保健委員会は，校長，養護教諭・栄養教諭・学校栄養職員などの教職員，学校医，学校歯科医，学校薬剤師，保護者代表，児童生徒，地域の保健関係機関の代表などを主な委員とし，保健主事が中心となって，運営することとされている。学校保健委員会を開催することによって学校保健活動が可視化され，評価につながる。

〔参考文献〕文部科学省，「子どもの心身の健康を守り，安全・安心を確保するために学校全体としての取り組みを進めるための方策について」（答申），2008．https://www.mext.go.jp/b_menu/shingi/chukyo/chukyo0/toushin/__icsFiles/afieldfile/2009/01/14/001_4.pdf

学校保健計画 ⑤
school health plan

　児童生徒及び職員の健康の保持増進を図るため，「保健管理」，「保健教育」，「組織活動」を，児童生徒等の現状をふまえて作成される学校保健活動の年間を見通した総合的かつ実践的な基本計画である（保健体育審議会答申「児童生徒等の健康の保持増進に関する施策について・学校保健計画と組織活動（1972（昭和47）年12月）」）。学校保健安全法第5条によると，学校保健計画は，①児童生徒等及び職員の健康診断，②環境衛生検査，③児童生徒等に対する指導その他保健に関する事項について計画を策定し，実施しなければならないとされている。用語の使用においては，保健室経営計画等と混同しないように留意する。

学校薬剤師 ⑤
school pharmacist

　大学以外のすべての幼稚園，小学校，中学校，高等学校，特別支援学校，高等専門学校等（認定こども園および専修学校も法を準用）に置くこととされ，学校の設置者（教育委員会等）が任命または委嘱する非常勤の職員である（学校保健安全法第23条）。その職務内容は，学校保健安全計画の立案への

参与，健康相談，保健指導，学校環境衛生（換気，採光，照明など）の維持管理と指導・助言，学校で利用する薬品類および保健管理の用具や材料等の管理に必要な試験・検査・鑑定や技術提供・指導・助言，職務従事内容の記録の学校長への提出などである（学校保健安全法施行規則第24条）。

家庭内暴力 ⑥
domestic violence（略）DV

　家庭内で起こる家族に対する暴力的な行為や言動，破壊行為を指す。ドメスティック・バイオレンス（DV）と同義としてとらえられることが多い。2004（平成16）年の「児童虐待の防止に関する法律」の改正により，家族内の配偶者に対する暴力行為を子どもに見せること（面前DV）が児童虐待における心理的虐待に当たることが明記され，これによりDVは配偶者間の暴力行為として捉えられることが多い。「家庭内暴力」の用語は配偶者間だけではなく，保護者から子どもへの暴力（児童虐待），子どもから保護者に対する暴力（非行行為）を含む幅広いものである。

寛解 ①
remission

　一般的に，病状が落ち着いており臨床的に問題がない程度にコントロールされている状態を寛解と呼ぶ。さらに，寛解が一定期間以上持続した場合を回復と呼ぶ。寛解の基準は疾患によって異なり，研究者によって意見が分かれているものも存在する。何らかの疾患に関して寛解という語句を学術面で用いる際には，定義を明確に示した上で使用することを推奨する。寛解は再発の可能性が残された状態であり，治癒・完治・全治・根治といった用語とは明確に区別される。

〔参考文献〕ベンジャミンJ. サドック. カプラン臨床精神医学テキスト第3版 DSM-5診断基準の臨床への展開. 東京：メディカル・サイエンス・インターナショナル；2016.

がん教育 ④⑤
cancer education

がんに対する教育の総称である。学校で行われるがん教育については，文部科学省が「がん教育」の在り方に関する検討会において取りまとめた二つの目標，①がんについて正しく理解することができるようにする。②健康と命の大切さについて主体的に考えることができるようにする，について行うものを指す。また，学習指導要領上の位置づけとしては，中学校学習指導要領（2017（平成29）年3月告示），高等学校学習指導要領（2018（平成30）年3月告示）の「保健体育」においてがんについて取り扱うことが明記されている。なお，がん教育についての法的な位置づけはがん対策基本法（2016（平成28）年改正・施行）および第三期がん対策推進基本計画に拠っており，その対象は学校教育および社会教育としていることから，市民講座等におけるがんについての教育もがん教育と呼ばれることがある。学術研究としてがん教育に言及する場合，教育課程に基づいたものであるか，に留意する。

嵌頓包茎 ⑥
paraphimosis

仮性包茎の男児が包皮を翻転させた（剥いた）後，還納できなくなった（戻らなくなった）状態のことで，強い痛みが伴う。時間が経過すると亀頭が充血して腫脹するため，より還納が困難となり，緊急手術が必要となることもある緊急疾患の一つである。近年，包茎対策として新生児や乳幼児期より包皮翻転を行う「むきむき体操」が広く行われるようになっており，結果として嵌頓包茎をきたすことがある。

〔参考文献〕吉田修. ベッドサイド泌尿器科学 改訂第4版. 東京：南江堂；2013. p 75.

危険等発生時対処要領 ⑤
crisis management manual

学校において，児童生徒等の安全の確保を図るため，学校の実情に応じて，

危険等発生時に学校の職員がとるべき措置の具体的内容及び手順を定めた対処要領であり、すべての学校において作成することが義務付けられている。不審者侵入や自然災害への対応のほか、あらゆる場面におけるさまざまな危機事象を想定し、学校の教職員に対する周知、訓練の実施、その他の危険等発生時において教職員が適切に対処するために必要な措置を講じ、随時、見直しを行う（学校保健安全法第 28 条）。

基礎体温 ⑥
basal body temperature

生命維持に必要な最小限のエネルギーしか消費されていない安静状態の体温のこと。男性では、ほぼ変化はないが、女性では、月経サイクルにより変化する。測定方法としては、毎朝覚醒時に、安静な状態で口腔内体温を計測する。排卵があれば、低温相からこれを境として高温相に移行していわゆる 2 相性のパターンを示す。挙児希望のタイミング法、不妊症の検査や妊娠の診断、また避妊などいろいろな目的に用いられる。

亀頭包皮炎 ⑥
balanoposthitis

亀頭および包皮の炎症。細菌や真菌などによる感染性と非感染性がある。非感染性の原因としてはラテックス製コンドームなどによるアレルギーや石鹸・ボディソープなどによる化学的刺激等があげられる。包茎は恥垢が包皮と亀頭の間に蓄積しやすく、これを栄養源として細菌が繁殖するため、亀頭包皮炎を起こしやすい。清潔にすることが治癒を促す。真菌性の亀頭包皮炎を繰り返す場合は糖尿病や免疫不全状態を疑う。

治療としては細菌性のものは抗菌薬の内服、真菌性は抗真菌薬の外用剤、アレルギー性はステロイド軟膏を用いるが、判別がつきにくく診断的治療になる場合もある。炎症を繰り返したり経過が長くなったりすると、包皮が硬化、苔癬化して包皮輪の狭窄や亀頭との癒着が起こる。これを閉塞性乾燥性亀頭炎（balanitis xerotica obliterans）という。尿道狭窄を起こし手術が必要になる場合もある。

機能性月経困難症 ⑥
functional (primary) dysmenorrhea

　原因となり得る明らかな器質的疾患を認めない月経困難症をいう。思春期の女性に多く，年齢上昇とともに軽快していくことが多い。発生要因としては早い初経年齢，長い月経期間や多い経血量，喫煙，肥満，月経困難症の家族歴などが挙げられ，一般に分娩や加齢により月経痛の程度は軽減する。思春期は，子宮や卵巣が未成熟であることから，子宮内膜から分泌されるプロスタグランジンが子宮を過剰収縮しているとも考えられている。

希発月経 ⑥
oligomenorrhea

　月経の頻度が異常に少ないもので，月経周期が 39 日以上 3 ヶ月以内のもの。内分泌学的な異常が原因で起こることが多いが，子宮や卵巣などの器質性疾患も原因となり得る。思春期では，無排卵のことが多く，原因として，多嚢胞性卵巣，精神的ストレス，急激な体重の増減，高プロラクチン血症，甲状腺機能障害などもある。

義務教育 ⑤
compulsory education

　日本国憲法第 26 条では，「すべて国民は，法律の定めるところにより，その保護する子女に普通教育を受けさせる義務を負ふ。」とされている。この義務とされる期間については，学校教育法第 16 条で「保護者は（中略）子に九年の普通教育を受けさせる義務を負う。」とされており，その 9 年とは同法第 17 条により，いわゆる小学校と中学校が義務教育期間と定められている。ちなみに，普通教育期間はこれに高校を含む。

逆行性射精 ⑥
retrograde ejaculation

　性的興奮が起こると前立腺部尿道が拡張し，前立腺液が排出されると同時

に内尿道口が閉鎖する。その直後に精子を含んだ精囊液が射精管から前立腺部尿道に排出される。球海綿体筋や坐骨海綿体筋などの収縮により精液が外尿道口から射出される。これが射精の過程であるが，このとき内尿道口の閉鎖が不十分だと外尿道口ではなく膀胱側へ精液が逆流する。オルガズムは感じるが射精しない状態となる。オルガズム後の検尿で精子が認められれば逆行性射精である可能性が高い。

　糖尿病や脊髄損傷，α1 交感神経遮断薬の内服などで起こる。薬剤性の場合は原因薬の中止，糖尿病性には三環系抗うつ薬のアモキサピンが有用である。アモキサピンは 2018（平成 30）年保険審査上，逆行性射精に対する適応外使用が認められた。

〔参考文献〕A. Nagai. Analysis of human ejaculation using color Doppler ultrasonography: a comparison between antegrade and retrograde ejaculation. Urology. 2005；65（2）：365-368.

キャラ ①
character

　キャラクターの略語であり俗語である。日本語訳は，性格，人格，品性。キャラについては，社会学，心理学，精神分析学等の研究があり，その定義は「小集団内での個人に割り振られた役割や，関係依存的な仮の自分らしさ」[1] や，「ある種のコミュニケーション・モードが凝集された疑似人格」[2] などとされる。キャラは，若者にとって会話を盛り上げるコミュニケーション・ツールであるとともに，多様化した人間関係の中で上手くやっていくためのスキルとして用いるものである。その一方，本来の自分とキャラとの違いに悩む若者もいる。使用例として，「キャラ立ち」は個性が際立つこと，「キャラ被り」は似た性格・性質の者同士のことである。「いじられキャラ」が「いじめられキャラ」に変わることもある。学術的に用いる場合には，文脈を含めた定義をして用いる。

〔引用文献〕1）千島雄太，村上達也. 現代青年における"キャラ"を介した友人関係の実態と友人関係満足感の関連―"キャラ"に対する考え方を中心に―. 青年心理学研究. 2015；26（2）：129-146.
2）斎藤環. キャラクター精神分析―マンガ・文学・日本人-. 東京：筑摩書房；2014. p 40.

急性陰嚢症 ⑥
acute scrotum

　陰嚢内に急性発症する，有痛性の腫脹を呈する疾患の総称であり，精巣・精索捻転症，精巣付属器捻転症，精巣上体炎を含む。精巣・精索捻転症は緊急手術療法の適応となるが，精巣付属器捻転症，精巣上体炎との鑑別は困難なことが多い。

〔参考文献〕吉田修. ベッドサイド泌尿器科学 改訂第4版. 東京：南江堂；2013. p 1015-1017.
日本泌尿器科学会. 急性陰嚢症診療ガイドライン2014年版. 東京：金原出版；2014. p 13-36.

共感 ③⑥
empathy

　共感とは，自分自身より他者の状況にふさわしい感情的（情緒的）な反応のことである。共感を喚起する個人特性（共感性）は，4つの構成要素からなる多次元的概念として捉えられている。4つの構成要素とは，共感的関心（empathic concern），視点取得（perspective-taking），個人的苦痛（personal distress），ファンタジー（fantasy）である。「共感的関心」とは他者の不幸な感情体験に対して起こる他者志向の感情反応，「視点取得」とは他者の感情を他者の立場で想像する傾向，「個人的苦痛」とは他者の苦痛に対して起こる他者志向ではない自己中心的な感情的反応，「ファンタジー」とは架空の他者に感情移入する傾向である。

〔参考文献〕Hoffman, M, L. Empathy and moral development: implications for caring and justice. Cambridge：Cambridge University Press; 2000.
Davis, M. H. Measuring individual differences in empathy: evidence for a multidimensional approach. Journal of Personality and Social Psychology. 1983：44（1）；113-126.

共同注意 ③⑥
jount attention

　二者が互いに相手の意図の存在を理解し，かつ相手も自分と共通の対象に対して注意を向ける（視線を向け一緒に見ることや指差しで示されたものを見る）ことであり，生後9〜18ヶ月に生起する。厳密には，乳児と母親がある対象を同時に注視しただけでなく，乳児が自発的に対象と母親とを交互

に凝視（乳児が注視している対象を母親も意図的に注視していることを乳児が確認すること）した場合に「共同注意」とする。

　発達上の重要なポイントであり，言葉の獲得，社会認知の発達と関係する。「心の理論」の前駆体ともみなされている。ASD児は「共同注意」の出現が非常に少ない。生涯発達の観点から，乳幼児期の共同注意と思春期の社会認知の関連への関心が高まっている。「共同注視」ともいわれる。

強度行動障害 ⑤
severe behavioral disorder

　直接的な他害（噛み付き，頭突き等）や，間接的な他害（睡眠の乱れ，同一性の保持等），自傷行為等が通常考えられない頻度と形式で出現する状態である。重度知的障害や自閉症の人が強度行動障害になりやすいとされる。精神科の診断で使用されるICD-10やDSM-5には「強度行動障害」を示すものはなく，精神科における診断に使用される用語ではない。著しい処遇困難が持続している状態を示す用語である。

強迫性障害 ①
obsessive-compulsive disorder（略）OCD

　強迫症とも呼ばれる。強迫観念と強迫行為があり，それが時間を浪費させる（1日1時間以上），本人にとって苦痛である，または社会生活に支障をきたしている病態を指す。「潔癖症」は俗表現であり，学術的には用いない。強迫観念と強迫行為は種々の様態を示し，不潔恐怖と手洗い行為に限られるものではない。なお，強迫性パーソナリティ障害（obsessive-compulsive personality disorder）とは名称を共有しており併発例も存在するものの，別個の疾患である。

〔参考文献〕アメリカ精神医学会. DSM-5精神疾患の分類と診断の手引. 東京：医学書院；2014.

緊急避妊 ④⑥
emergency contraception（略）EC

　英語の頭文字として「EC」を用いる。無防備な性交渉または避妊に失敗した後，数日以内に妊娠を防止するために，緊急的に用いる避妊方法である。具体的には，合成プロゲストーゲン剤の服用，子宮内避妊器具（IUD）の挿入があり，用語使用の際は，具体的な方法を明記する。また，いわゆる「モーニングアフターピル」は合成プロゲストーゲン剤の服用を指すが，俗語であり，学術的には用いない。緊急避妊薬は，排卵を阻害または遅延させることで避妊できるとされている。

近親交配 ⑥
inbreeding

　親子，兄妹などの近親間で行う性交・交配のこと。家畜や家禽の品種改良に用いられる。人間における近親交配（性交）は，東洋西洋ともに王貴族の間でよくみられる慣習であった。近親交配では，障害をもたらしたり致死性のある劣性遺伝子が顕在化したりしやすく，内臓疾患や骨格異常などの先天性異常が発生しやすくなるという特徴から多くの国で現在は規制されている。わが国の民法では，直系血族間，三親等内の傍系血族および直系姻族間の婚姻を禁じているが，近親者間の性交自体は法律上禁止していない。

〔参考文献〕浅島誠，武田洋幸．シリーズ21世紀の動物科学5発生．東京：培風館；2007．

クラインフェルター症候群 ⑥
Klinefelter syndrome

　男性の性染色体（通常XY）に2本以上のX染色体過剰があると起こる疾患の総称。アメリカの内分泌科医クラインフェルター（H. Klinefelter）が1942年に初めて報告した。最も多い染色体型は47,XXYで，男児の500出生あたり1人の頻度である。X染色体は2本以上あると過剰な染色体の大部分の遺伝子が不活性化される。そのため常染色体ではトリソミーやテトラソミーは致死的になり得るが，本疾患では49,XXXXYの症例報告もある。

症状としては萎縮精巣，無精子症，低テストステロン血症による女性化乳房や陰毛発育不良などがあるが，これらは思春期に顕在化するため，診断もそれ以降につけられることが多い。男性不妊症の治療過程で発見されることも多いが，近年は生殖医療の発達により顕微鏡下精巣内精子採取法（micro-TESE）で精子が採取され，顕微受精で挙児を得られる症例もある。糖尿病や悪性腫瘍の合併が通常より多く，精神遅滞や心血管異常，下腿潰瘍を伴うこともある。

〔参考文献〕北野育郎. Klinefelter症候群にみられた難治性下腿潰瘍の4例. 日血外会誌. 2011；20：711-715.

グリーフケア ③⑥
grief care

　「グリーフ（悲嘆）」とは，大切な人や大切なものを喪失した時に体験する，複雑な心理的，身体的，社会的反応であり，対人関係や生き方に強く影響する。親しい人を亡くすと誰もが悲嘆を体験する。これは正常な反応である。そのような悲嘆のさなかにある人を支え，癒すことを「グリーフケア」という。
　「グリーフケア」は専門職による個人治療の場面と遺族会，自助グループなどの集いの場で行われる内容について使用する。思春期に死別体験した場合に，自分自身と身近な人の死を恐れ，過保護になる。あるいは，非常に大人びることがある。死者について語らず，何も起きていないかのようにふるまう場合には「グリーフケア」が有用となる。「死の準備教育」は，死を身近な問題として考え，生と死の意義を探究し，自己と他者の死に備える心構えを習得する教育である。悲嘆の中にある人に対する「グリーフケア」とは異なる。

刑事責任年齢 ⑤
age of criminal responsibility（略）ACR

　わが国の法令用語である。刑法第41条（責任年齢）において，「14歳に満たない者の行為は，罰しない」と定められており，わが国の刑事責任年齢は14歳以上である。これは，満14歳をもって刑事責任能力を有するとされ，1907（明治40）年に現行刑法が制定された際に規定されたが，変更され得

る社会的表現であり，また，国や地域によって刑事責任における最低年齢は異なるため，学術面においては留意する。なお，少年法において，20歳に満たない者を「少年」と定義し，罪を犯した少年など家庭裁判所の審判に付される非行のある少年に対しては，まずは少年法が適用される。

〔参考文献〕田中亜紀子. 明治末期から大正期における未成年犯罪者に対する言説に関する一考察. 三重大学法経論叢. 2009；27（1）：1-17.

芸術療法 ③⑥
art therapy

　芸術活動は無意識のうちに抑圧されていた葛藤や感情を解放する。内的エネルギーの発散は癒しとなる。心理療法を用いて，癒しの機能を治療的に利用したのが芸術療法である。絵画，コラージュ，陶芸，造形，箱庭，音楽，俳句や短歌などを含む詩歌，心理劇などの演劇，ダンスやムーブメントなど，人間のもつ多彩な表現活動を通して行う心理療法の総称として「芸術療法」を使用する。以前は精神疾患を対象に行われていたが，近年では暴力行為やいじめなど教育現場での問題，思春期の問題行動などに対して幅広く行われるようになった。

　分析や解釈を行わず，自然の力とつながり自己表現することで，心身の解放，癒し，自己の可能性への信頼，創造性の開花などを目指す方法は「アートセラピー」と呼んでいる。

刑法 ⑤
Penal Code

　わが国の犯罪と刑罰に関する法律である。刑法第1条第1項において，「この法律は，日本国内において罪を犯したすべての者に適用する」と定められているのをはじめ，国内外で罪を犯した場合に適用される。ただし，刑法第41条（責任年齢）において，「14歳に満たない者の行為は，罰しない」と定められている。一方で，少年法において，20歳に満たない者を「少年」と定義し，罪を犯した少年などに対しては，まずは少年法が適用されるが，少年法第20条（検察官への送致）において，「家庭裁判所は，死刑，懲役又は禁錮に当たる罪の事件について，調査の結果，その罪質及び情状に照ら

して刑事事件相当と認めるときは，決定をもつて，これを管轄地方裁判所に対応する検察庁の検察官に送致しなければならない」と定められており，犯行時14歳以上で罪を犯した少年については，保護処分よりも刑事裁判によって処罰するのが相当と判断された場合には検察官送致（刑事処分を前提）となる。

〔参考文献〕裁判所ウェブサイト. 少年事件処分の種類. https://www.courts.go.jp/saiban/syurui/syurui_syonen/syonen_syurui/index.html

ケースマネジメント ④
case management

　社会福祉領域での援助方法の一つである。クライエントが抱える問題解決のため，社会資源の調整を通じて支援するものである。「ケースマネジメント」はアメリカで精神障害者支援の場面で生まれたとされ，その後，イギリスで「ケアマネジメント」と称されるようになったが，両者はほぼ同義である。また，看護領域等で使用される「ケアコーディネーション」も同義といえる。わが国では介護保険制度が導入される際に「ケアマネジメント」の用語が採用され，ケアプランの策定から介護サービスの調整，サービスの提供，評価に至る過程を指している。

ケースワーク ④
casework

　社会福祉援助（ソーシャルワーク）における援助技術の一つであり，個人や家族などの援助対象者（クライエント）を個別に援助するものであり，「個別援助技術」ともいう。ケースワークの理論は，問題解決アプローチや危機介入アプローチなどさまざまなモデルを派生したが，近年はソーシャルワークへの統合の流れの中で，「ケースワーク」の用語は使用されることが少なくなっている。また，かつては社会福祉援助活動（ソーシャルワーク）による援助者を「ケースワーカー」としていたが，近年では「ソーシャルワーカー」と呼称することが多くなっている。一方で，福祉事務所や児童相談所における援助担当職員については「ケースワーカー」と呼称する慣習が残っている。

月経 ⑥
menstruation, menses, menstrual period

　約1ヶ月の間隔で自発的に起こり，限られた日数で自然に止まる子宮内膜からの周期的出血と定義される。正常月経および月経周期の範囲はおよそ以下のように考えられる。月経周期日数：25 ～ 38 日，その変動 ± 6 日以内，卵胞期日数：17.9 ± 6.2 日，黄体期日数：12.7 ± 1.6 日，出血持続日数：3 ～ 7 日，経血量：20 ～ 140 mL。初経の開始は，10 ～ 14 歳の間で，平均12.3 ± 1.0 歳といわれている。正式な医学用語は，「月経」であり，「生理」という用語は適切ではない。

（参考文献）日本産科婦人科学会，産科婦人科用語集・用語解説集（改訂第4版），東京：金原出版；2018．
広井正彦，生殖・内分泌委員会報告（思春期少女の肥満と性機能に関する小委員会（平成7年度－平成8年度）検討結果報告）わが国思春期少女の体格，体重変動，希望体重との相互関連について―アンケートによる．日本産科婦人科學會誌1997；49（6）：367-377．

月経異常 ③
menstrual disorder

　月経異常は正常月経からの逸脱についての総称である。月経開始時期（早発月経，遅発初経），閉経時期（早発閉経，遅発閉経），量（過少月経，過多月経），持続期間（過短月経，過長月経），周期（無月経，頻発月経，希発月経，不整周期月経），随伴症状（月経困難症，月経前症候群）の異常に分類される。思春期では女性特有の性機能の発達により初経を迎えるが，性ホルモンの制御機構も未熟であり，性周期等も不安定になりやすく，閉経時期以外の月経異常が生じやすい。異常の具体を明記して使用する。

月経困難症 ③⑥
dysmenorrhea

　月経困難症は月経随伴症状の一つであり，月経に伴い日常生活に支障をきたすほどの苦痛が生じ，治療を要するものをいう。下腹部痛，腰痛，腹部膨満感，悪心，頭痛などの症状が認められる。機能性（原発性）月経困難症は，排卵性月経に伴って生じることから 10 歳代後半 ～ 20 歳代前半以降に好発する。その原因は子宮内膜で産生されるプロスタグランジンによる子宮筋の

収縮，血管のれん縮，子宮筋の虚血とされている。一方，器質性（続発性）月経困難症は，子宮内膜症や子宮筋腫などが原因であり，30歳以上が好発年齢とされているが，無排卵性月経でも起こりうる。思春期の場合には，排卵の有無や器質的な疾患の有無から機能性か器質性を確認し，対症療法を行う。

月経痛 ⑥
menorrhalgia

月経時に生じる下腹部痛で，子宮筋の収縮などに起因する。器質的病変が認められないものを原発性月経痛，子宮内膜症・骨盤内の炎症などに起因するものを二次性月経痛という。治療法としては，LEP，鎮痛剤，漢方薬などがある。中高校生女子では軽症も含めると7割の人が症状を自覚している。

〔参考文献〕内閣府日本子宮内膜症啓発会議．平成29年度スポーツ庁委託事業「子供の体力向上課題対策プロジェクト」関連資材ホームページ．http://www.jecie.jp/jecie/jsa2016/

月経前症候群 ⑥
premenstrual syndrome（略）PMS

月経前，3 ~ 10日の黄体期のあいだ続く精神的あるいは身体的症状で，月経発来とともに減退ないし消失するものをいう。腹痛・乳房緊満感・腰痛・易疲労性・食欲亢進・にきび・吹き出物などの身体症状，イライラ・易怒性・絶えず眠くなる・意欲減退・不安感などの精神症状がみられる。学校や職場で大きな障害がでることもあり，日常生活に支障をきたしている場合には医療介入の対象となる。

月経前不快気分障害 ⑥
premenstrual dysphoric disorder（略）PMDD

月経前ごとに日常生活に支障をきたす精神症状を主体とした各種症状を呈する疾患をいう。DSM-5では抑うつ障害群の一つとされる。月経前症候群の重症型ではなく，独立した疾患であり，月経前症候群，うつ病，双極性障害，持続性抑うつ障害との鑑別を要する。自分自身でコントロールできない

激しい怒りの感情をあらわにしてしまうため，社会的に深刻な問題を抱えて
いることが多い。学校を休んだり，早退したりすることにもつながる場合が
ある。

月経モリミナ ⑥
menstrual molimen(molimina)

　正常の卵巣機能により月経が発来しているにもかかわらず，尿生殖洞の発
育異常による処女膜閉鎖や腟腔の横中隔等のために月経血が腟外に排出され
ず，月経のたびに周期性の下腹痛を訴える病態をいう。思春期に診断される
ことが多く，腟留血症，子宮留血症を伴う。外科的治療（処女膜，腟横中隔
の切開術）が必要となる。

結婚生活 ③④
married life

　結婚中の生活を指すが，結婚を法律婚のみに限定するのか，事実婚やパー
トナーシップ宣誓を含めるのかによってその範疇が変わる。現在の（2018
（平成30）年告示）高等学校学習指導要領では，結婚生活は，保健体育科の
保健「(3) 生涯を通じる健康」の「ア 生涯を通じる健康について理解を深
めること。」のうち，「(ア) 生涯の各段階における健康」において扱う内容
であるが，学習指導要領では結婚の定義の明確な範疇は見当たらない。

(参考文献)文部科学省. 高等学校学習指導要領(平成30年告示). 2018. https://www.mext.go.jp/content/
　1384661_6_1_3.pdf

限局性学習障害 ①
specific learning disorder

　読字，書字表現，または数字のように限局的な技能の習得が困難なことに
より，成熟した発達が障害されている神経発達障害のこと。DSM-5では限
局性学習症と表記される。読字，書字，算数，特定不能の4種類に分類され，
表記としてはそれぞれ「○○の障害を伴う〜」といった接頭語を用いる。
「自閉症スペクトラム障害」「注意欠陥多動性障害」とは明確に区別する。

「精神遅滞」「学業成績の低下」「知的障害」とは異なる。

〔参考文献〕アメリカ精神医学会. DSM-5精神疾患の分類と診断の手引. 東京：医学書院；2014.

健康 ③
health

　「健康」とは比較的新しい用語である。約170年前に，高野長英や緒方洪庵によって造語された。それまでわが国においては「健康」という概念，すなわち二分法的・客観的概念は存在せず，存在したのは「すこやか」「つつがない」等の連続的・定性的概念であった。以来，「健康」の概念は研究者によってさまざまなものとなっている。本学会の学術面において，「健康」を主題とする場合には，その定義を冒頭に置くこととする。なお，世界では現在でも「健康」という言葉が存在しない社会が知られている。それは西欧文明の影響をほとんど受けていない地域である。

健康観察 ⑤
health observation

　わが国の行政用語である。学校における健康観察とは，学校保健安全法第9条において示されている「児童生徒の日常的な観察」を示しており，2008（平成20）年の中央教育審議会答申では，学級担任，養護教諭などが子どもの体調不良や欠席・遅刻などの日常的な心身の健康状態を把握することにより，感染症や心の健康課題などの心身の変化について早期発見・早期対応を図るために行われるものとしている。

健康診断 ⑤
health checkups

　わが国の法令用語，行政用語である。学校における健康診断とは，学校教育法第12条および学校保健安全法に基づき，児童生徒および職員の健康の保持増進を図るため，学校における保健管理の中核に位置しており，また，教育活動として実施されるものを指す。

健康相談 ⑤
health consultation

わが国の法令用語，行政用語である。学校における健康相談とは，学校保健安全法第8条において示される「学校においては，児童生徒の心身の健康に関し，健康相談をおこなうものとする」と規定されており，養護教諭，担任，学校医，学校歯科医，学校薬剤師等が，心身の健康問題の背景にあるものを的確にとらえ，相談等を通して支援することを指して呼ぶ。

健康リスク行動 ④
health risk behavior

健康リスクは，「疾患や傷害がもたらされるような健康を害する可能性の高い要因」[1]とされ，健康リスク行動は，疾病や傷害がもたらされる可能性が増すような活動である。現状の健康状態だけでなく生涯の健康に対して適用される。アメリカでは，思春期における主要な健康リスク行動として，飲酒や薬物の乱用，自殺を含む暴力や意図せず傷害をもたらすような行動，喫煙，不健康な食行動，運動不足，予期しない妊娠や性感染症の罹患をもたらす性的活動の6つを挙げ，2年ごとの調査がされている。わが国の「健やか親子21」の思春期の保健対策においても同様の内容が示されている。対象，健康の状態を示し，それを妨害する可能性のある要因を具体的に示して使用する。

（引用文献）1）World Health Organization. Global health risks: mortality and burden of disease attributable to selected major risks. 2009.　https://apps.who.int/iris/handle/10665/44203
（参考文献）Steptoe A. Health behaviour and stress. In: FinkG（ed.）. Encyclopedia of Stress（2nd edn）. SanDiego: Academic Press; 2007. p 263-266.
CDC. Youth Risk Behavior Surveillance-UnitedStates. 2019.

言語障害 ①
language disorder

言語能力が年齢からの予測を大きく下回り，学業成績，仕事の効率コミュニケーションの効率，社交に明らかな影響を及ぼしている状態。DSM-5では言語症と表記される。言語症「失語」，「吃音」や「構音障害」は言語障害

の分類に含まれない。「コミュ障」,「唖」,「アスペ」は俗語であり, 差別的でもあることから, 学術においては決して使うことはできない。

〔参考文献〕Donald W. Black, Nancy C. Andreasen. DSM-5を使いこなすための臨床精神医学テキスト. 東京：医学書院；2015. p 63.

原発性月経困難症 ⑥
primary dysmenorrhea

「機能性月経困難症」を参照のこと。

原発(性)無月経 ⑥
primary amenorrhea

満18歳を迎えても初経の起こらないものをいう。98％の女性で14歳までに月経が発来することから, 15歳を過ぎても月経が開始しない場合は初経遅延として評価を行うべきである。原因として, 染色体異常を伴うことがある。

権利擁護 ④
advocacy for rights

障害や疾病等による認知機能の低下などのために, 物事の判断や, 自分の意志や権利を主張することが難しいクライエントのために, 代理人が自己決定や権利の主張を支援したり, 代弁して権利を擁護や表明したりする活動のこと。「権利擁護」のことを「アドボカシー」と称することがあるが, アドボカシーの本来の意は「代弁」,「支持」,「表明」であり, 権利擁護活動の一部の機能を指している。

抗うつ薬 ①
antidepressant

「抑うつエピソード（DSM-5）」に対して効果があるとされている薬剤。2021年1月時点で, 3環系, 4環系, セロトニン遮断再取り込み阻害薬,

SSRI（Selective Serotonin Reuptake Inhibitor），SNRI（Serotonin Noradrenaline Reuptake Inhibitor），NaSSA（Noradrenergic and Specific Serotonergic Antidepressant）のセロトニン再取り込み阻害・セロトニン受容体調節剤の7種類がある。うつ病だけではなくパニック障害，社交不安障害等，他の精神疾患の治療にも用いられている。「抗不安薬」，「抗精神病薬」とは異なる薬剤。「精神安定剤」「向精神病薬」は学術面では用いない。

向社会（的）行動 ⑥
prosocial behavior

①他人についての援助行動，②外的な報酬を期待しない行動，③何らかの損失が伴う行動，④自発的になされる行動，をいう[1]。しかし，この4つをすべて満たす行動を向社会行動とするのは，発達を考える際には適切ではない。向社会行動は他人への援助行動であり，ある種のコスト（損失）を伴ったものであるとし，外的報酬や自発性の条件はそれぞれの場合に応じて柔軟に用いられる。

向社会行動の生起には，個人の社会認知的発達の水準，親などまわりの大人からのしつけを通した社会化の経験，状況の解釈，感情状態や動機づけなど，さまざまな要因が関与する。また向社会性は，他者への共感や罪悪感などさまざまな感情と関連する。例えば，罪悪感は向社会行動の動機の一つであるが，思春期以降はルールなど「対法」的罪悪感より「対人」的罪悪感が高まるため，向社会行動は変化していく可能性がある。

（引用文献）1）田島信元, 岩立志津夫, 長崎勤. 新・発達心理学ハンドブック. 東京：福村出版；2016. p 401.

抗てんかん薬 ①
antiepileptic drug

てんかんのけいれんに対して効果がある薬剤のこと。気分安定薬として，双極性障害の治療として用いられている薬剤もある。「てんかん」はひらがなで表記する。てんかん発作時に用いるベンゾジアゼピン系の薬剤（ジアセパム，等）は抗てんかん薬に含めない。また抗精神病薬，抗うつ剤，向精神病薬も含まれない。

行動療法 ③⑥
behavior therapy

　外部から測定できる「行動」を対象とするサイコセラピー（心理療法）。学習理論（行動理論）を基礎とする数多くの行動変容技法の総称。行動療法の発展形として認知の要素を組み込んだものに対して「認知行動療法」を用いる。「認知行動療法」では，症状や機能不全が認知を介して生じるとみなしており，認知を介入の対象とする。障害のある子どもの療育などでは，「行動療法」の考え方が使われており，思春期の子どもに対しては認知を介入の対象とする「認知行動療法」の考え方が使われている。集団を対象にした「認知行動療法」は「集団認知行動療法」とするなど，対象により使い分ける。

校内暴力 ④
school violence

　学校に通う児童生徒が，学校内において故意に有形力（目に見える物理的な力）を加える行為であり，教師や教職員，児童生徒，その他の者への暴力や暴言，学校施設や設備等の器物損壊がこれに当たる。近年では，文部科学省が実施している「児童生徒の問題行動・不登校等生徒指導上の諸課題に関する調査」においては「暴力行為」の用語が使用されていることから，「校内暴力」の用語が用いられることは少なくなった。同調査による「暴力行為」は，学校管理下と学校管理外で分けられており，構内での暴力だけでなく，登下校中やその他の場面での暴力行為が含まれており，用語が示す暴力を捉える範域が異なることに留意する。

交流分析 ③⑥
transactional analysis

　精神分析を土台とするサイコセラピー（心理療法）であり，「互いに反応しあっている人々の間で行われている交流を分析すること」を目指して開発された，対人関係に関する理論とそれに基づく技法の総称。交流（ストローク）を対象とし，観察できる行動に焦点をあて，心の機能と構造について，

わかりやすい言葉と図示による分析を行う。分析により「構造分析」「やり取り分析」「ゲーム分析」「脚本分析」を使い分ける。親への依存と自立が課題となる思春期には，ささいなきっかけで繰り返される激しい親子げんかなどが「ゲーム」であり，「ゲーム」を理解し分析できるようになる「ゲーム分析」は，始めた瞬間に破滅的で不快な結果になるとわかりながら止められない「ゲーム」が起こらないかかわりにつながる。

国際疾病分類第10版 ②
International Statistical Classification of Diseases and Related Health Problems：
10th Revision（略）ICD-10

　「疾病及び関連保健問題の国際統計分類（ICD）」の 10 回目の改訂版である。異なる国や地域から，異なる時点で集計された死亡や疾病のデータの体系的な記録，分析，解釈および比較を行うため，世界保健機関憲章に基づき，世界保健機関（WHO）が作成した分類。わが国では，ICD-10（2013 年版）に準拠した「疾病，傷害及び死因の統計分類」を作成し，統計法に基づく統計調査に使用されるほか，医学的分類として医療機関における診療録の管理等に活用されている。2019 年に WHO 総会において ICD-11 が承認されているが，2021 年 7 月時点において，日本語版はまだ適用されていない。

〔参考文献〕厚生労働省. 疾病, 傷害及び死因の統計分類.　https://www.mhlw.go.jp/toukei/sippei/

国際生活機能分類 ②⑤
International Classification of Functioning, Disability and Health（略）ICF

　人間の生活機能と障害の分類法として，世界保健機関（WHO）が 2001 年に採択し，加盟国に勧告したもの。ICF と略されて使用される。それまで，国際障害分類（International Classification of Impairments, Disabilities and Handicaps；ICIDH）がマイナス面を分類するという考え方が中心であったのに対し，国際生活機能分類（ICF）は生活機能というプラス面からみるように視点を転換し，さらに環境因子等の観点を加えたものである。国際生活機能分類（ICF）は環境因子と背景因子，生活機能，そして健康状態の各要素間の相互作用をみる統合モデルであるが，社会モデルであるとか，社会モ

デルと医学モデルの折衷モデルであるといった誤解がしばしばみられる。

心の理論 ①③⑥
theory of mind

目的・意図・知識・信念・思考・ふりなどの内容から，他者の行動を理解したり推測したりする能力，すなわち主に「心」の知的，意味的側面を指す。発達的観点からは，より広義に他者の心を読み取る能力について「マインドリーディング」も用いられる。「読心術」という直訳は俗表現であるため，学術面では用いない。定型発達児では，4歳ごろから「心の理論」が獲得され，他者からみた「自己」を互いの関係性から捉えるようになる。自閉症スペクトラム障害では，9歳を過ぎてから通過するなど「心の理論」獲得の遅れや，他者の感情が理解できても因果関係の理解が難しいなどの独自性がある。

〔参考文献〕子安増生. 心の理論—心を読む心の科学. 東京：岩波書店；2000.

骨粗鬆症 ⑥
osteoporosis

低骨量と骨組織の微細構造の異常を特徴とし，骨の脆弱性が増大し骨折の危険性が増大する疾患である。若年者に発症する骨粗鬆症は，内分泌・代謝異常や合成糖質コルチコイドの長期連用による二次性の発症が多い。また，思春期では，低体重や激しい運動等により低エストロゲン状態が続くと無月経とともに十分な骨量の獲得が阻害され骨粗鬆症の原因となる。

子ども ⑤
child

わが国の法令用語，行政用語である。子ども・子育て支援法第6条（定義）において，「この法律において『子ども』とは，18歳に達する日以後の最初の3月31日までの間にある者をいい，『小学校就学前子ども』とは，子どものうち小学校就学の始期に達するまでの者をいう」と定められている。

また，子ども・若者育成支援推進法において，年齢区分に関する規定はない
が，この法律の規定に基づいて策定された「子供・若者育成支援推進大綱」
において，「『子ども』を乳幼児期（義務教育年齢に達するまでの者），学童
期（小学生の者）及び思春期（中学生からおおむね18歳までの者）の者」
と定義している。したがって，学術面では，「子ども」の定義を0歳からお
おむね18歳までの範囲にある者とし，必要に応じて各研究独自の年齢を明
記することとする。

（参考文献）子ども若者育成支援推進本部. 子供・若者育成支援推進大綱. 2016.　https://www8.cao.go.jp/
youth/suisin/pdf/taikou.pdf

子ども・子育て支援法 ⑤
Child Care Support Act

　わが国の法律名である。子ども・子育て支援給付その他の子どもおよび子
どもを養育している者に必要な支援を行うことを目的とした法律である。
「児童福祉法」と称するものが見受けられるが，別の法律であるので用語の
使用には明確に区別する。なお，「子ども・子育て支援法」とともに，「認定
こども園法の一部改正」，「子ども・子育て支援法及び認定こども園法の一部
改正法の施行に伴う関係法律の整備等に関する法律」を「子ども・子育て関
連3法」と称する。

子どもの貧困 ④
child poverty

　わが国では，相対的貧困（等価可処分所得の中央値の50％以下）の状態
にある世帯に暮らす18歳未満の子どもの割合が，経済協力開発機構
（OECD：Organisation for Economic Co-operation and Development）内で
比較して多いことから「子どもの貧困」として問題視されている。「子ども
の貧困」を捉えるうえで，相対的貧困率はそれを測る指標の一つにすぎず，
生存に欠かせないものがない状態である「絶対的貧困」，ある集団において
相対的に低い所得である「低所得」，物質的な困窮で必要な財・サービスに
アクセスできない「物質的不利」など，さまざまな視点があることに留意し
なくてはならない。

子ども・若者育成支援推進法 ⑤
The Act on Promotion of Development and Support for Children and Young People

わが国の法律である。第1条（目的）において，「この法律は，日本国憲法及び児童の権利に関する条約の理念にのっとり，子ども・若者をめぐる環境が悪化し，社会生活を円滑に営む上での困難を有する子ども・若者の問題が深刻な状況にあることを踏まえ，総合的な子ども・若者育成支援のための施策を推進することを目的とする」と定められている。また，第26条，第8条（要約）において，「内閣府に，特別の機関として，子ども・若者育成支援推進本部を置き，子ども・若者育成支援施策の推進を図るための大綱を作成しなければならない」と規定されており，子供・若者育成支援推進大綱が作成され，これに基づいて各種施策が実施されている。また，第6条（年次報告）において，わが国における子ども・若者の状況および政府が講じた施策の実施状況に関する報告書（子供・若者白書）の提出および公表が義務付けられている。

〔参考文献〕子ども若者育成支援推進本部. 子供・若者育成支援推進大綱. 2016. https://www8.cao.go.jp/youth/suisin/pdf/taikou.pdf

子供・若者白書（旧青少年白書） ⑤
white paper on children and young people

わが国の法令用語，行政用語である。子ども・若者育成支援推進法第6条において，「政府は，毎年，国会に，わが国における子ども・若者の状況及び政府が講じた子ども・若者育成支援施策の実施状況関する報告書を提出するとともに，これを公表しなければならない」と定められており，2010（平成22）年から作成されている。主な内容は，「子供・若者育成支援推進大綱」の構成に沿って，①全ての子供・若者の健やかな育成，②困難を有する子供・若者やその家族の支援，③子供・若者の成長のための社会環境の整備，④子供・若者の成長を支える担い手の養成，⑤創造的な未来を切り拓く子供・若者の応援の5つの課題についてまとめられている。なお，「青少年白書」は，非法定白書として1956（昭和31）年から，青少年の現状と青少年に関する施策を広く国民に紹介し，その理解を得るために策定されており，「子供・若者白書」は，基本的に「青少年白書」の構成を踏襲している。

（参考文献）内閣府. 令和2年版子供・若者白書（全体版）（PDF版）. 2020. https://www8.cao.go.jp/youth/whitepaper/r02honpen/pdf_index.html
内閣府. 平成21年版青少年白書（概要）青少年白書とは. 2009. https://www8.cao.go.jp/youth/whitepaper/h21gaiyouhtml/html/g001.html
内閣府. 共同参画2011年2月号. 2011. https://www.gender.go.jp/public/kyodosankaku/2010/201102/201102_03.html

コミュニケーション ③
communication

　「コミュニケーション」（communication）という語は「共有すること」「分かち合う」を意味するラテン語コミュニカーレ（communicare）やコミュニス（communis）から由来している。つまり，コミュニケーションとはある話題について，相手と分かち合い共有することである。コミュニケーションは言語を介する言語的コミュニケーションと視線や表情，姿勢など言語以外を介する非言語的コミュニケーションに分類できる。生活環境の変化により，実際に会って現実空間で行うコミュニケーションだけでなく，インターネットを利用したサイバースペースで行うメールやソーシャルネットワーキング（SNS）などの交流も含まれる。

婚姻適齢 ⑤
marriageable age

　わが国の法令用語である。民法第731条（婚姻適齢）において，「男は，18歳に，女は，16歳にならなければ，婚姻をすることができない」と定められている。また，第737条（未成年者の婚姻についての父母の同意）において，「未成年の子が婚姻をするには，父母の同意を得なければならない」「父母の一方が同意しないときは，他の一方の同意だけで足りる」と定められている。しかし，社会・経済の複雑化が進展した今日では，婚姻開始年齢の在り方に関しても，社会的，経済的な成熟度をより重視すべき状況となったため，2022（令和4）年4月1日に民法の一部を改正する法律を施行し，第731条は，「婚姻は，18歳にならなければ，することができない」と改正され，同時に現在は20歳と定められている成年年齢に関して，第4条（成年）は，「年齢18歳をもって，成年とする」に改正されるので，学術面おいて年齢区分による経時的な変化等を評価する際には留意する。

〔参考文献〕法務省. 民法の一部を改正する法律（成年年齢関係）について. http://www.moj.go.jp/MINJI/minji07_00218.html
法務省. 民法（成年年齢関係）改正Q&A. http://www.moj.go.jp/content/001261887.pdf

コンピテンシー ②

competencies

　単に能力と訳されることもあるが，OECD（経済協力開発機構）の DeSe-Co（Definition and Selection of Competencies：コンピテンシーの定義と選択）プロジェクトは，コンピテンスを「ある特定の文脈における複雑な要求（demands）に対し，認知的・非認知的側面を含む心理 - 社会的な前提条件の結集を通じて，うまく対応する能力」と定義する。なお，コンピテンスは総称的・理論的な概念として，コンピテンシーは個別具体的な概念として使い分けられる。そのうえで，DeSeCo は，コンピテンスのうち主要なものを「キー・コンピテンシー」として，①社会・文化的，技術的ツールを相互作用的に活用する力，②多様な社会グループにおける人間関係形成能力，③自立的に行動する能力，という 3 つのカテゴリーに分類した。

　中央教育審議会（中教審）による 2008（平成 20）年の答申「幼稚園，小学校，中学校，高等学校及び特別支援学校の学習指導要領等の改善について」では，1996（平成 8）年に中教審が示した「生きる力」という概念は，「主要能力（キーコンピテンシー）という考え方を先取りしていたと言ってもよい」と評されている。

〔参考文献〕松下佳代.〈新しい能力〉による教育の変容―DeSeCoキー・コンピテンシーとPISAリテラシーの検討. 日本労働研究雑誌. 2011；53（9）：39-49.
中央教育審議会. 幼稚園, 小学校, 中学校, 高等学校及び特別支援学校の学習指導要領等の改善について（答申）. 2008. https://www.mext.go.jp/b_menu/shingi/chukyo/chukyo0/toushin/__icsFiles/afieldfile/2009/05/12/1216828_1.pdf

サイコセラピー ③⑥
psychotherapy

　薬など身体に直接働きかける方法を使わず，話をしたり，話を聞いたりすることで治療する方法の総称であり，心理学領域では「心理療法」，精神医学領域では「精神療法」が用いられ，事実上同じものを指す。「サイコセラピー」には，治療者が対象の話に耳を傾け，共感を示す支持的精神療法と，治療者が積極的に助言する方法がある。また，心理的支援を提供する支持的カウンセリングを対象にした研究にも使用可能とする。これらの総称として「サイコセラピー」を用い，具体的な対象，内容によって「認知行動療法」，「精神分析療法」，「集団精神療法」，「遊戯療法」，「家族療法」，「来談者中心療法」，「心理カウンセリング」などを使い分ける。

作業検査 ③⑥
performance test

　一定の条件のもとで簡単な作業を行わせて，そのパフォーマンスの検討を通して，人格や性格等の特徴を把握する検査方法である。代表的なものに内田クレペリン精神検査があり，実施や結果の整理が容易，集団で実施可能，被験者が意図的な歪曲を起こしにくい，言語的反応を必要としない等が特徴である[1]。内田クレペリン精神検査は一桁の数字の足し算を1分毎に行を変えながら15分ずつ2セット（合計30分）行い，計算量の変化のパターン（作業曲線から判断）などから人の特徴を知ろうとするものである[2]。作業曲線に影響を及ぼす精神機能として，意志緊張，興奮，慣熟，練習効果，疲労の5因子を捉え，能力面と性格や行動面の特徴を総合的に測定することから，就職試験における適性検査の他，学校における生活指導や進路指導など広く利用されている。

〔引用文献〕1）福井博一. 公認心理師・臨床心理士心理学用語集. 東京：東京図書；2019. p 198.
2）下山晴彦編. 誠信心理学辞典［新版］. 東京：誠信書房；2020. p 334.

サッカー効果 ⑥
sucker effect

　集団において自分より他者の能力が低いと認知した場合，他者は自分に頼ると考え，動機づけを低下させ手を抜く現象である。逆に，他者より自分の能力が低いと認知した場合，人は動機づけを低下させ集団に貢献しようとせず他者に頼る現象をフリーライダー効果（free rider effect）という[1]。どちらも社会的怠惰の一種であり，集団が大きくなり個々の責任が拡散すると発生しやすくなるが，個々の成果や成績が考慮されず集団としての結果のみが評価されたり，役割が曖昧だったりすると集団が小さくても発生しやすいとされている。思春期は周囲の影響を受けながら一人の人として自分を確立する時期であり，より他者の存在に影響されやすいことから，サッカー効果やフリーライダー効果をより顕著に受ける可能性がある。

（引用文献）1）福井博一. 公認心理師・臨床心理士心理学用語集. 東京：東京図書；2019. p 110.

里親制度 ⑤
foster parent system

　児童福祉法第6条に基づき，保護者がいないまたは保護者に監護させることが不適当と認められる児童（要保護児童）の養育を委託する制度である。「里親」には，要保護児童を引き受ける「養育里親」，養子縁組を希望する「養子縁組里親」，要保護児童の3親等以内の親族である「親族里親」があり，特に「養育里親」のうち，児童虐待による影響や非行，障害等がある児童に対しては「専門里親」がいる。しばしば里親制度と養子縁組制度が混同されていることがあり，用語の使用時には区別して用いる。

自慰行為 ⑥
masturbation

　性行為ではなく自分の手や器具を用いて自らの性器を刺激し性的快感を得る行為。通常は人体への悪影響はなく，人間が生活するうえで至って普通の行為である。主な方法として男性は陰茎を手で握りピストン運動を行い射精

に至る，女性は手や指や器具などで陰核を刺激しオルガズムを得ることである。男性は女性に比べてかなり早い段階で自慰行為を経験する傾向がある。自慰行為の頻度や方法に明確な答えはないが，刺激の強いマスターベーションをしすぎると性行為において男性は腟内射精障害，女性はオルガズム障害となる可能性もある。

さ行

ジェネラティヴィティ ⑥
generativity

　エリクソン（E. H. Erikson）が提唱した漸成発達理論による成人中期の発達主題である。"generate"と"generation"を組み合わせた造語で，生殖性，世代継承性，生成継承性などと訳されている。知識や経験を継承し，新しいことを生成することで，次の世代を確立させ，導くことへの関心を抱くことを示す。子どもを生み育てるだけでなく，社会として次世代を育て発展することを含んでいる。漸成発達理論を背景として，成人中期の発達に限定せずに，次世代を育成する力として用いられるようになってきていることから，対象，年代を含めた定義をして使用する。

〔参考文献〕岡本祐子，上手由香，高野恵代．世代継承性の研究の展望アイデンティティから世代継承性へ．京都：ナカニシヤ出版；2018.
永田彰子．成人期におけるジェネラティヴィティの発達変容に関する試論．安田女子大学紀要．2020；48：67-76.

シェマ（スキーマ）②⑥
schema

　認知の枠組みや図式のこと。フランス語読みではシェマ，英語読みではスキーマである。外界と関わりそれを適切に処理するための思考，知能のスタイルであり，ピアジェ（J. Piajet）によれば，子どもの発達はシェマの発達を意味する[1]。ピアジェの認知発達理論では，「シェマ」「同化」「調節」「均衡化」の4つが基本概念であり，外界の情報を自分がもつシェマに合わせて理解することを同化，自分のもつシェマを外界の情報に合わせて変化させることを調整，外界の情報とシェマの間の調和やバランスを取ることを均衡化として説明している。

（引用文献）1）福井博一. 公認心理師・臨床心理士心理学用語集. 東京：東京図書；2019. p 121.
（参考文献）波多野完治. ピアジェ入門. 東京：国土社；1986.

ジェンダー ②⑥
gender

社会・文化的に形成された性。生物学的な性（sex）に対して用いられる。ジェンダーの定義と用法は年代によって変化しており，当初は「性の自己意識・自己認知（性同一性）」の意味で用いられていた。

自我 ③⑥
ego

一般に人の行動や意識の「主体としての自分」のことをいう。例えば，「私は自分のことをこう思う」といった場合の「私」は，英語における主格「I」にあたる。心理学においては知るものとしての自分，フロイトの精神分析では現実原則を司る機能をもち，イド（エス）・超自我・外界の三方を調整する役割を果たすものであると捉えている[1]。思春期には，社会（社会システム，価値観，流行など），帰属集団（地域特性，学校文化，仲間集団など），家庭環境（社会経済状況，親の養育機能，親の性格傾向など），発達（身体的特性，認知的特性，発達課題など）の影響を受けながら自我を形成していく。

（引用文献）1）福井博一. 公認心理師・臨床心理士心理学用語集. 東京：東京図書；2019. p 79.
（参考文献）文部科学省. 生活習慣病予防のための健康情報サイトe-ヘルスネット：思春期のこころの発達と問題行動の理解. https://www.e-healthnet.mhlw.go.jp/information/heart/k-03-002.html

色覚検査 ⑤
color vision test

正常とは異なった色の感じ方をする色覚異常を検出する検査。2005（平成17）年に日本眼科学会により「色盲，色弱」という用語は削除された。色覚検査には仮性同色表（色覚異常があるとわかりにくい色の組み合わせを使って数字を書いた表）を用いた検査，色相配列検査，ランタンテスト，ア

ノマロスコープの 4 種類の検査がある。学校で行われる検査は，仮性同色表を用いて行うスクリーニング検査であり，異常が疑われた場合は眼科受診が勧奨されている。学校における色覚検査は，学校保健安全法施行規則の改正により定期健康診断において必須項目ではないが，色覚制限のある職業や資格，色覚異常が不利になる職業や作業もある。

子宮筋腫 ⑥

myoma of the uterus, uterine myoma, fibroma of the uterus, myoma, uterine fibroids

　子宮の筋組織から発生する良性腫瘍であり，実質は筋線維，間質は結合組織からなる平滑筋腫（leiomyoma）である。発生原因は不明であるが，この発育にはエストロゲン（estrogen）が関与していると考えられている。子宮筋層に発生した筋腫は，その後の発育方向により，漿膜下，壁内（筋層内），粘膜下筋腫に分類される。腔内への有茎筋腫もあり，筋腫分娩と呼ばれる。30 歳以上の女性の 20 ～ 30％に存在するといわれる頻度の高い疾患であるが，初経を迎えた若年女子にも発症し腹部膨満で見つかることもある。

子宮頸（部）癌 ⑥

cervical (cervix) cancer (carcinoma), carcinoma (cancer) of the cervix uteri

　子宮頸部に発生する癌で，扁平−円柱上皮境界部に好発する。子宮頸癌は女性性器癌の約 50％を占め，30 歳代～ 40 歳代に多いが，最近若年化傾向がみられ，年々腺癌の割合が増加している。扁平上皮癌のほとんどや内頸部型腺癌にはハイリスク型ヒトパピローマウイルス（HPV）の持続感染が関与する。早期診断のためには子宮頸がん検診が必要である。主な治療方法として，手術や放射線療法，同時化学放射線療法がある。2007（平成 19）年以降は世界的に HPV ワクチンが導入され，定期接種化されている。わが国では 2009（平成 21）年に導入された。スウェーデンでは，17 歳までに HPV ワクチンを接種した女性では，30 歳以下の子宮頸癌の発生リスクが 88％減少したことが報告された。

子宮内膜症 ⑥
endometriosis

　子宮内膜あるいはその類似組織が，異所性に存在する場合をいい，最も多い発生部位は卵巣である。その他には，腟，外陰部，卵管，子宮諸靱帯，膀胱，Douglas窩，S状結腸，直腸，腹壁手術創，臍，虫垂などにも発生し，稀に腎臓，尿管，胸膜，四肢などにもみられる。組織学的には，病巣に子宮内膜と同様の組織成分が認められ，ときには肉眼的に暗赤色の内容を含む嚢胞（blueberry spots）がみられる。卵巣ではしばしばチョコレート嚢胞を形成し，子宮ならびに付属器，腸管などとの癒着が増強し，最終的には小骨盤腔が完全に閉鎖する凍結骨盤（frozen pelvis）の像を呈する。月経困難症を来し，また不妊の原因になることもある。10代の若年女性においても，本疾患を罹患していることがある。

自己愛 ①
narcissism

　自己愛とは，一般的に「自分自身を愛の対象とする心の状態」と解釈される。その扱いは学派によって異なるため，学術面で用いる際には可能な限り定義を明確にすることが望ましい。

〔参考文献〕神谷真由美. 青年期の自己愛的脆弱性と発達早期要因の検討―心理社会的課題，愛着スタイル，自己対象体験との関連―. 広島大学大学院教育学研究科博士学位論文. https://ir.lib.hiroshima-u.ac.jp/files/public/3/35730/20141016210049867694/k6310_3.pdf

自己関与性 ③
self-relevance

　あることがらを自身に関係することとして捉える程度のこと。同じような意味で「じぶんごと」という場合があるが，これは自分には関係ないことを意味する「ひとごと」から派生した俗語である。「ひとごと」という場合は俗語であることを踏まえて使用する。

自己決定 ④
self-determination

　近年，社会福祉の領域において，社会福祉援助（ソーシャルワーク）実践における原則の一つとして考えられている。子どもの自己決定については，それが尊重されることは当然ではあるが，自己決定能力に応じた代弁（アドボカシー）による権利擁護の支援が求められる。「自己決定」は憲法第 13 条の生命・自由・幸福追求権を根拠とした理念的な権利として考えられているものであり，憲法に「自己決定権」そのものの規定は存在しないので用語の使用時には留意する。

自己肯定感 ③④
self-affirmation

　自己肯定感は自己概念の一つである。自己概念は，時代や社会によって異なる。自己肯定感とは「逆境にあっても今の自分が自分である」ととらえる自己概念であり，自尊感情・自尊心（self-esteem）とは異なるものである。本学会の学術面においては，自己肯定感と自尊感情を混同せず運用することとする。ちなみに，自己肯定感は逆境によって涵養されることが知られている。自尊感情は順境によって上昇することが知られている。

自己効力感 ①
self-efficacy

　「ある行動を遂行することができると自分の可能性を認識している感覚」のことである [1]。自己効力感は「遂行行動の達成」「代理的体験」「言語的説得」「生理的情動的状態」の 4 つの情報源から影響を受けて高められる [2]。「自己効力」「自己可能感」と訳されることもあるが，学術面では用いない。自己肯定感や自尊感情（self-esteem）とは異なる概念であるため，区別して用いる。

〔引用文献〕1）片倉裕子. 日本の看護研究における自己効力感についての検討―1998年以降の文献レビューを中心に―. 北海道文教大学研究紀要. 2019；43：69.
2）Bandura, A. Self-efficacy: Toward a unifying theory of behavioral change. Psychological Review.

1977 : 84（2）; 191-215.

自己中心性 ⑥
egocentrism

　他人が自分とは異なる見方・感じ方・考え方をすることを理解できず，他人の立場で考えられないことである。自己中心的，自己中心的思考ともいう。自己中は俗語である。ピアジェ（J. Piaget）の認知発達理論において，前操作期（2 〜 7 歳）の特徴とされている。具体的操作期（7 〜 11 歳）には他人の気持ちを考えることができるようになり脱中心化する。しかし，自己中心性は，思春期においても存在する。思春期における自己中心性は，幼児期とは異なり，他人の気持ちや思いを考えることができるが，あくまでも自分を中心にした考えであり，自分と他人の関心や思考の区別が難しい状況にあることがその理由とされている。用語の使用時には年齢やその特徴を明記して用いる。

〔参考文献〕J. ピアジェ. ピアジェに学ぶ認知発達の科学. 京都：北大路書房；2007.

自殺 ①④
suicide

　自分自身を死に至らしめる行為のこと。一部の自治体においては，遺族への配慮から自殺対策総合計画をはじめとした公文書における表記を，自殺ではなく「自死」に統一しているところもある。わが国には「自殺対策基本法」があるように，公的には「自殺」の用語が使用されている。

歯周疾患要観察者 ⑤
gingivitis observation（略）GO

　1995（平成 7）年から学校健康診断に導入された学校歯科保健の用語である。歯の磨き方，食習慣を含む生活習慣等が適正でないために起こる歯肉炎を早期に発見し，学校での保健指導と本人の意識，行動の変容によって歯周疾患を予防し，歯と口腔の健全な育成を目指すことを目的に設定された。

歯垢が付着し，歯肉に軽度の炎症が認められるが，健康な歯肉もあり，歯石の沈着は観察されない歯肉を保有する児童生徒をいう。歯肉は，病的な症状も含めてその健康状態を子ども自身で観察しやすく，また適切なブラッシングという健康行動の結果も反映しやすい場所のため，健康教育教材としても適している。そのため，歯周疾患要観察者には，自分の意識，行動により歯肉の健康を回復する体験を通して，歯や口の健康に興味をもち，自ら健康な生活を考える保健教育を行うことが期待される。

思春期 ③④⑥
puberty, adolescent

ヒトを含む動物の生殖期移行段階を思春期（puberty）とする。人において子供期と成人期の間の時期を思春期（adolescent）とする。思春期（adolescent）は，bio-psycho-social（生物心理社会的）な概念であり，年齢で一律に区切ることは難しい。年齢で区切る場合は，「思春期（十代）」「思春期（十代前半）」「思春期（十代後半）」等，年齢範囲が明確な表現を用いることとする。

思春期早発症 ⑥
precocious puberty

二次性徴が標準的な幅を超えて病的に早いとき，これを思春期早発症と定義する。思春期早発症は，ゴナドトロピン依存性とゴナドトロピン非依存性に分類される。ゴナドトロピン依存性思春期早発症は，中枢のゴナドトロピン放出ホルモン分泌亢進から始まるゴナドトロピン分泌促進を認めるもので，脳内の変化に起因する。一方，ゴナドトロピン非依存性思春期早発症は，脳内のホルモン分泌亢進がない状態で，末梢における内因性分泌亢進あるいは外因性の性ホルモン曝露により二次性徴を認める。まれに頭蓋内腫瘍が要因で発症することを留意する必要があり，男児に多い傾向にある。思春期早発症の結果，一時的に身長が伸びたとしても，それ以上に成長することができず，結果として低身長となる。また，相対的に若い年齢で二次性徴が出現するため，大人の戸惑い，周囲からの嫌がらせなどの本人や周囲の社会的・心理的問題が起こることがある。

〔参考文献〕日本小児内分泌学会. 思春期早発症. http://jspe.umin.jp/public/sishunnki.html
MSDマニュアルプロフェッショナル版. 19. 小児科. 小児における内分泌疾患. 早発思春期 https://www.
　msdmanuals.com/ja-jp

思春期やせ症 ②⑥
anorexia nervosa（略）AN

　思春期やせ症は，身体像に関する認知のゆがみを中核に，認知や情動の障害を伴う精神身体疾患である。神経性無食欲症とともに摂食障害の一つであり，神経性やせ症または神経性無食欲症と呼ぶ。神経性やせ症の好発年齢は10〜19歳であり，9割以上が女性であるが，近年は若年化・男児例の増加傾向が認められる。神経性やせ症には，過食や排出行動を伴わず食物摂取量を制限する摂食制限型と，定期的に過食した後に嘔吐を誘発したり，下剤や浣腸を乱用したりする過食・排出型の二つのタイプがある。体重減少がみられても，痩せ願望や体重増加・肥満恐怖等を有し，低体重の深刻さに対する認識が持続的に欠如する。栄養補給等の身体的治療のほか，薬物療法，精神療法，家族療法，など多面的・複合的な治療を必要とする。治療への抵抗が強いため慢性化・再発しやすく，死亡率が高い。なお，「思春期やせ」は「思春期やせ症」の俗語である。標準体重の10%未満が「思春期やせ」に該当するが，すべてが病的な「思春期やせ症」ではない。

〔参考文献〕American Psychiatric Association. DSM-5（Diagnostic and Statistical Manual for Mental
　Disorders）精神疾患の診断・統計マニュアル. 東京：医学書院；2014. p332-338.

自傷行為 ①④
self-harm

　意図的に自らの身体を傷つける行為である。致死率の低い行為である点が自殺とは異なる。具体的には，リストカット，ライターやタバコで肌を焼く，髪の毛を抜く，怪我をするまで壁を殴る，過量服薬などの行為が含まれる。「自傷癖」「自傷症」は使用しない。「リストカット」「リスカ」「バーニング」は俗称であり学術面では使用しない。また，英語の「self-mutilation」「self-injury」「self-abuse」は学術面では使用しない。

〔参考文献〕MSDマニュアル家庭版. 10. 心の健康問題. 自殺行動と自傷行為. 非自殺的な自傷行為. https://
　www.msdmanuals.com/ja-jp

自尊感情 ①
self-esteem

　自尊感情（自尊心）は，自己概念の一つである。傾向として性差がみられる（男＞女）。自己概念は時代や社会によって異なるがゆえに，学術面では自尊感情の国際比較・世代比較については慎重な議論が必要である。自尊感情に関する研究は，アメリカで1万件以上をゆうに数えている。それは，アメリカでは自尊感情の高低が社会的な成功と関連しているからである。自尊感情を高めるために，セラピーや薬剤投与も行われている。自尊感情は短期的に変動する。また，順境（例：ほめられること）によって高まることが知られている。本学会の学術面では，「自尊感情」を主題とする場合，どのような方法・期間によってそれを計測したのかを記載することとする（例：ローゼンバーグの10項目）。

児童委員 ⑤
jidouiin（commissioned child welfare volunteer）

　児童福祉法第16条に基づき，厚生労働大臣から委嘱された民生委員が兼務している。地域の子どもたちを見守り，子育ての不安や妊娠中の心配事などの相談支援を行う。一部の児童委員は，児童に関することを専門的に担当する「主任児童委員」の指名を受けている。「児童委員」すべてが「主任児童委員」の指名を受けているわけでないため，用語の使用時には留意する。

児童家庭支援センター ⑤
child and family support center

　わが国の法令用語，行政用語である。「児童家庭支援センター」は，児童福祉施設のうち，地域の児童の福祉に関する各般の問題につき，家庭や市町村からの相談や求めに応じて，専門的な知識及び技術をもとに必要な助言や援助，児童相談所等との連携支援を行う施設である（児童福祉法第44条の2）。福祉事務所に設置されている「家庭児童相談室」との混同がしばしばみられるので，用語の使用時には区別して用いる。

児童虐待 ⑤
child abuse

　保護者がその監護する児童の体や心を傷つける行為であり，「身体的虐待」，「性的虐待」，「ネグレクト」，「心理的虐待」の4類型に分類される。「児童虐待の防止等に関する法律（児童虐待防止法）」では，家族内の配偶者に対する暴力行為を子どもに見せること（面前DV）は心理的虐待に当たることが明記されている。障害者虐待（障害者虐待の防止，障害者の養護者に対する支援等に関する法律〔障害者虐待防止法〕）や高齢者虐待（高齢者に対する虐待の防止，高齢者の養護者に対する支援等に関する法律〔高齢者虐待防止法〕）においては，4類型に経済的搾取などの「経済的虐待」が含まれるが，児童虐待には含まれない。

児童虐待の防止等に関する法律 ⑤
Act on the Prevention of Child Abuse

　わが国の法律名である。児童虐待の防止を目的として制定された法律である。一般的に「児童虐待防止法」と称されているが，それは略称である。論文等に「児童虐待防止法」と記述する際は，正式名称の後「以下，児童虐待防止法とする」といった注意書きがあることが望ましい。

児童自立支援施設 ⑤
children's self-reliance support facility

　わが国の法令用語，行政用語である。児童福祉施設のうち，不良行為をなし，またはなすおそれのある児童及び家庭環境その他の環境上の理由により生活指導等を要する児童を入所させ，または保護者の下から通わせて，個々の児童の状況に応じて必要な指導を行い，その自立を支援し，あわせて退所した者について相談その他の援助を行うことを目的とする施設である（児童福祉法第44条）。「児童自立支援施設」のかつての名称である「教護院」は不適当な表現である。

児童心理治療施設 ⑤
child psychotherapy facility

　わが国の法令用語，行政用語である。児童福祉施設のうち，家庭環境，学校における交友関係その他の環境上の理由により社会生活への適応が困難となった児童を短期間入所させ，または保護者の下から通わせて，社会生活に適応するために必要な心理に関する治療及び生活指導を主として行い，あわせて退所した者について相談その他の援助を行うことを目的とする施設である（児童福祉法第43条の2）。「児童心理治療施設」のかつての名称である「情緒障害児短期治療施設」は不適当な表現である。

児童青年精神医学 ①
child and adolescent psychiatry

　子どもが示す多彩な問題行動や精神身体症状を検討し，発達レベル，気質および生物学的背景，家族力動，友人関係，保育所・幼稚園・学校における行動などを総合的に評価し，発達的視点を重視した診断・治療・予防を行いながら，子どもの精神的健康の達成を企図するものである。「児童精神医学」「思春期精神医学」「児童思春期精神医学」等の用語は使用しない。

（参考文献）日本児童青年精神医学会．https://child-adolesc.jp/aboutus/glossary/

児童相談所 ①⑤
child guidance center

　わが国の法令用語，行政用語である。都道府県および政令指定都市の必置機関であり，児童虐待や障害，非行など，児童の福祉に関する各般の問題について相談に応じ支援を行う専門機関である（児童福祉法第12条）。相談に応じ支援・指導等を行う「児童福祉司」や，カウンセリングや心理検査等を行う「児童心理司」などの職員を配置している。特に児童福祉司を「ケースワーカー」と称することがあるが，法的な根拠はない。また，自治体によって「子ども相談センター」，「子ども家庭相談センター」，「子ども総合センター」など，名称が異なる。用語使用時は，独自の名称を使用するもので

あっても，「児童相談所」であることがわかる表記があることが望ましい。

児童手当法 ⑤
Child Allowance Act

　わが国の法律である。この法律は，すべての子どもの健やかな成長のために適切な環境が等しく確保されるよう支援する「子ども・子育て支援法」に基づいて，児童手当を支給する法律である。「児童」の定義については，第3条（定義）において，「この法律において『児童』とは，18歳に達する日以後の最初の3月31日までの間にある者」と定められているが，「児童」の定義は，法律によって異なるため，学術面で使用する場合は，年齢の範囲など定義を明記する必要がある。なお，児童手当の支給要件や支給額などが細かく規定されているが，所得制限の見直しや特例給付の廃止等が検討されており，その動向に留意する。また，類似した名称の法律で「児童扶養手当法」があり，用語の使用時には区別して用いる。

〔参考文献〕内閣府. 令和2年版子供・若者白書における参考資料：各種法令による子供・若者の年齢区分. 2020. https://www8.cao.go.jp/youth/whitepaper/r02honpen/pdf/sanko_08.pdf
内閣府. 子ども・子育て支援法及び児童手当法の一部を改正する法律案の概要. 2021. https://www.cao.go.jp/houan/pdf/204/204_2gaiyou.pdf

児童の権利に関する条約 ⑤
Convention on the Rights of the Child

　国際条約の一つである。この条約では，18歳未満を「児童」と定義し，わが国が締約国となっている「経済的，社会的及び文化的権利に関する国際規約」及び「市民的及び政治的権利に関する国際規約」において定められている権利を児童について広範に規定するとともに，児童の人権の尊重及び確保の観点から必要となる詳細かつ具体的な事項をも規定したものである。1989（平成元）年の国連総会で採択され，わが国は1994（平成6）年に批准した。正文である「Convention on the Rights of the Child」に対する日本政府による公定訳は「児童の権利に関する条約」であるが，文部科学省による本条約に関する通知において，「本条約についての教育指導に当たって，『児童』のみならず『子ども』という語を適宜使用することも考えられる」と記されており，行政用語としては「子どもの権利条約」と記載されること

が多い。学術面で使用する場合は，必要に応じて括弧書きなどで併記することが望ましい。

（参考文献）内閣府. 令和2年版子供・若者白書（全体版）（PDF版）参考資料3児童の権利に関する条約（概要），2020. https://www8.cao.go.jp/youth/whitepaper/r02honpen/pdf/sanko_03.pdf
文部科学省.「児童の権利に関する条約」について（通知）. 1994. https://www.mext.go.jp/a_menu/kokusai/jidou/main4_a9.htm#label1
外務省. 人権外交児童の権利条約（児童の権利に関する条約）. 2020. https://www.mofa.go.jp/mofaj/gaiko/jido/index.html
外務省. 人権・人道作成及び採択の経緯. https://www.mofa.go.jp/mofaj/gaiko/jido/seka.html

児童買春，児童ポルノに係る行為等の処罰及び児童の保護等に関する法律 ⑤

The Act on Punishment Activities Relating to Child Prostitution and Child Pornography, and the Protection of Children

　わが国の法律である。第1条（目的）において，「児童に対する性的搾取及び性的虐待が児童の権利を著しく侵害することの重大性に鑑み，あわせて児童の権利の擁護に関する国際的動向を踏まえ，児童買春，児童ポルノに係る行為等を規制し，及びこれらの行為等を処罰するとともに，これらの行為等により心身に有害な影響を受けた児童の保護のための措置等を定めることにより，児童の権利を擁護することを目的とする」と定められている。また，第2条（定義）（抜粋）において，「この法律において『児童』とは18歳に満たない者をいう。また，『児童買春』とは児童等に対し対償を供与又はその約束をして，性交等をすることを，『児童ポルノ』とは写真等で性交等に係る児童の姿態を視覚により認識することができる方法により描写したものをいう」と定められている。なお，行政用語では「児童ポルノ禁止法」など省略して使用する場合があることに留意する。

児童発達支援センター ⑤

child development support center

　わが国の法令用語，行政用語である。「児童発達支援センター」には，障害児を日々保護者の下から通わせて，日常生活における基本的動作の指導，独立自活に必要な知識技能の付与又は集団生活への適応のための訓練を行う「福祉型児童発達支援センター」と，日常生活における基本的動作の指導，

独立自活に必要な知識技能の付与又は集団生活への適応のための訓練及び治療を行う「医療型児童発達支援センター」があり，明確な表現が必要である（児童福祉法第43条）。「児童発達支援センター」のかつての名称である「知的障害児通園施設」，「難聴幼児通園施設」，「肢体不自由児通園施設」，「重症心身障害児（者）通園事業」は不適当な表現である。

児童福祉法 ⑤
Child Welfare Law

　わが国の子どもの福祉を保証するための総合的な法律である。2016（平成28）年の改正に伴い，児童は，適切な養育を受け，健やかな成長・発達や自立等を保障される権利を有することが明確化されたとともに，児童を中心に位置付け，その上で，国民，保護者，国・地方公共団体が支えるという形で，その福祉が保障される旨が明確化された。

児童扶養手当法 ⑤
Child Rearing Allowance Act

　わが国の法律である。第1条（目的）において，「父又は母と生計を同じくしていない児童が育成される家庭の生活の安定と自立の促進に寄与するため，当該児童について児童扶養手当を支給し，もつて児童の福祉の増進を図ることを目的とする」と定められている。また，第3条（定義）において，「この法律において『児童』とは，18歳に達する日以後の最初の3月31日までの間にある者又は20歳未満で政令の定める程度の障害の状態にある者をいう」と定められている。その他，支給要件や手当額，支給期間等が定められている。なお，「児童」の定義は，法律によって異なるため，学術面で使用する場合は，年齢の範囲など定義を明記する。また，類似した名称の法律で「児童手当法」があり，用語の使用時には区別して用いる。

〔参考文献〕内閣府. 令和2年版子供・若者白書（全体版）(PDF版) 参考資料8各種法令による子供・若者の年齢区分. 2020.　https://www8.cao.go.jp/youth/whitepaper/r02honpen/pdf/sanko_08.pdf

児童養護施設 ⑤
foster home

　わが国の法令用語，行政用語である。児童福祉施設のうち，保護者のない児童，虐待されている児童その他環境上養護を要する児童を入所させて，これを養護し，あわせて退所した者に対する相談その他の自立のための援助を行うことを目的とする施設である（児童福祉法第41条）。「児童養護施設」のかつての名称である「孤児院」，「養護施設」は不適当な表現である。

自閉症スペクトラム障害 ①②③
autism spectrum disorder（略）ASD

　社会的コミュニケーションの欠陥や反復的な行動，興味の偏り，感覚過敏が発達早期より存在し，それにより社会的な活動に支障をきたすもの。DSM-IV においては「広汎性発達障害」の下位分類に「自閉性障害」「アスペルガー障害」が含まれたが，DSM-5 では「自閉スペクトラム症/自閉症スペクトラム障害」と総称されるようになった。英語頭字語として「ASD」を用いる。「コミュ障」「アスペ」は俗表現であり，学術面では用いない。

〔参考文献〕ベンジャミン J. サドック. カプラン臨床精神医学テキスト第3版 DSM-5 診断基準の臨床への展開. 東京：メディカル・サイエンス・インターナショナル；2016.

司法面接 ⑤⑥
forensic interview

　わが国の法令用語である。子どもや社会的弱者からより正確な情報をより多く引き出すことを目指して行われる面接の手法である。面接を繰り返すことで精神的な二次障害を与えることのないよう，原則として一度だけ行い，録画・録音する。面接の手法は構造化されており，①グラウンドルール（面接での約束事を理解してもらう），②ラポール（話しやすい関係性構築），③エピソード記憶の練習，④自由報告を引き出す，⑤質問（オープン質問を主体），⑥クロージング（子どもに感謝）などの要素を含む。面接室では面接者と子どもが一対一で面接を行うが，別室で処遇に関して意思決定を行う他者が面接をモニターし，必要に応じて助言を与える[1]。日本弁護士連合会か

ら，児童虐待や犯罪等の被害を受けた子どもやそれらの目撃者である子どもから，できる限り負担なく正確な情報を引き出すことができるよう，専門的訓練を受けた面接者が行うべきであるという意見書が出ている。

〔引用文献〕1）下山晴彦編. 誠信心理学辞典［新版］. 東京：誠信書房；2020. p 696.

社会的発達理論 ③⑥
theory of psychosocial development

　心理学者のフロイトは発達理論を展開し，エリクソンは，その発達理論をもとに，人の成長の特徴を人間関係や社会的な視点を取り入れ8つの段階に分け，各発達段階における発達課題（社会的危機）の克服の仕方によって人格が決定するとした理論を展開した。青年期の発達課題は，「自己同一性（アイデンティティ）の確立」であり，教師や友人関係等の他人との関係や学校などの社会における自分の役割等の経験を通して，「自分とはなにか」「どう生きるか」という自分の存在意義や社会に認められている自分が一致し，自分に関する一定の自信を確認することに取り組むとされている。これに失敗すると，自我の混乱が生じ，自分を見失って希望を消失するなどアイデンティティの拡散が生じるといわれている。

〔参考文献〕E. H エリクソン, J. M. エリクソン. ライフスタイル, その完結（増補版）. 東京：みすず書房；2001.
上田礼子. 生涯人間発達学改訂版2版増補版. 兵庫：三和書店；2012. p 14.

若年妊娠 ①④
teenage pregnancy, adolescent pregnancy

　医療，行政等において使用されている用語である。一般的に，10代の妊娠を指す。「10代妊娠」という俗表現もある。若年妊娠に対して，35歳以上の妊娠を高年妊娠という。思春期の心理・社会的な発達課題に，親役割が加わり過重負担となりやすい。学業継続やシングルマザーとしての育児の課題，子ども虐待などが生じやすく社会的なハイリスクとしての支援が必要になる。身体的には，妊婦健康診査の未受診の場合に，妊娠貧血や妊娠性高血圧症候群などを生じやすい。若年のとらえ方は，社会や年代によって異なるため，定義を明記するか，若年妊娠（10代妊娠）のように年齢を付記する。

〔参考文献〕村越友紀, 望月善子, 渡辺博, 稲葉憲之. 10代出産女性の現状と課題―10代出産女性のアンケート調査からの検討―. 獨協医科大学学会誌. 2011；38（1）：87-94.

社交不安障害 ①
social anxiety disorder（略）SAD

　他者の注視を浴びることに著しい恐怖または不安が生じ，そのような社交場面を回避しようとする精神疾患。「あがり症」は俗表現であり，学術面では用いない。DSM-5 においては「社交不安症/社交不安障害（社交恐怖）」と表記され，ICD-10 では「社会［社交］恐怖［症］」とされる。かつては「社会不安障害」「社会恐怖」と訳されていた。「対人恐怖」はわが国で従来から用いられ，社交不安障害に類似し一部が重複する概念である。

〔参考文献〕ベンジャミン J. サドック. カプラン臨床精神医学テキスト第3版 DSM-5診断基準の臨床への展開. 東京：メディカル・サイエンス・インターナショナル；2016.

射精 ⑥
ejaculation

　生殖器から精子を含んだ精液が射出すること。性行為や自慰行為において性的な刺激や陰茎への刺激に対する反射としてオルガズムを伴い尿道から精液が射出される。性的興奮が高まり勃起現象が始まると精巣から精子が蠕動運動により精管を通って前立腺まで運ばれ，精嚢液と混合し射精の瞬間まで待機する。同時に精液が膀胱に逆流しないように膀胱出口の括約筋が収縮する。射精の瞬間には尿道括約筋が緩み，前立腺内に溜まった精液が尿道周囲の筋肉が収縮することで一気に射出される。そして射精の際にオルガズムを感じる。

醜形恐怖症 ①
body dysmorphic disorder

　身体上の外見の欠点にとらわれ，社会生活に支障をきたしている状態。外見の欠点は，他者には認識できないか，それほど奇妙には思われない。DSM-Ⅳ-TR では「身体醜形障害」と分類されていた。

〔参考文献〕ベンジャミンJ. サドック. カプラン臨床精神医学テキスト第3版 DSM-5診断基準の臨床への展開. 東京：メディカル・サイエンス・インターナショナル；2016.

集団圧 ③⑥
group pressure

　集団の意見や行動に同調して自身の意見や行動を変化させてしまう圧力のことである。その考えや行動が不適切な場合においても，多くの賛同が得られている場面においては，その考えや行動に賛同してしまう力が働く。同調圧ともいわれている。集団への所属欲求が高まり，集団同一性の達成が課題となる思春期では，自分を集団から守るための自己防衛機制ともいえる作用が生じ，他者に同調し，自分の行動に反した行動に巻きこまれることもあるなど，集団圧力に対抗することは困難な傾向がみられる。

〔参考文献〕日本集団精神療法学会監修, 北西憲二, 池淵恵美, 武井麻子, 小谷英文, 磯田雄二郎. 集団精神療法の基礎用語. 東京：金剛出版；2003. p 196.
鈴木純一. 集団精神療法. 金剛出版；2014. p 14.

集団凝集性 ③⑥
group cohesiveness

　集団が集団としてまとまりをもって維持するために，集団を構成する成員が集団に留まるように作用する内的な力の総量。一般的には，集団の活動や集団成員が魅力的であること，自己が集団の成員であると主体的に捉えているほど凝集性は高いとされている。集団凝集性が高いほど目標を共有しやすく，相互作用が想起されやすくなる。一方で，仲間集団への所属欲求が高まり，集団同一性の達成が課題となる思春期では，同質性や均一性を求める集団圧力を背景とした，集団凝集性を維持しようとし[1]，いじめ等の背景につながることも生じる。

〔引用文献〕1）善明宜夫. いじめの心理と発達教職教育研究：教職教育研究センター紀要. 2015；20：1-28.
〔参考文献〕Festinger, L. Informal social communication. Psychological Review. 1950；57：271-281.
下山晴彦編. 誠信心理学辞典［新版］. 東京：誠信書房；2020.

集団極（性）化 ③⑥
group polarization

　集団で討論などのやりとりを通じて，当初，個人でもっていた考えや感情等が集団での討論前の意見の平均よりも極端になる傾向をいう。このような集団による強化を「極性化」といい，集団の意思決定には，バイアスがかかる可能性を示唆したもの。

　集団の議論では，他者の意見や判断に触れる情報的影響，集団の中で優勢な意見が規範となる規範的影響等が要因となって，集団に適合することを重視し，皆が同じ意見に流れてしまう「同調圧力」が原因と考えられている。もとの意見を平均化したレベルよりも慎重な方向へ変化するコーシャスシフトと，より危険性が高まる方向へ変化するリスキーシフトを包括する概念とみなされるようになっている。思春期においては，自己の意見よりも仲間や集団に所属することが優先されるため，多数派に流れやすく，客観的な判断がより困難になる傾向もみられる。

〔参考文献〕日本集団精神療法学会監修, 北西憲二, 池淵恵美, 武井麻子, 小谷英文, 磯田雄二郎. 集団精神療法の基礎用語. 東京：金剛出版；2003. p 196.
下山晴彦編. 誠信心理学辞典［新版］. 東京：誠信書房；2020. p 625.

集団療法 ③⑥
group therapy

　複数の人間が集まって行う活動，またはその活動形態[1]であり，1905年にイギリスのプラット（J. H. Pratt）が，重症の結核患者に対し，集団で教育と指導を行ったものが最初である。グループの種類として，①教育的な目的で，遊びやスポーツ等の交流を通して仲間意識の醸成や社会性の育成を目指すもの，②同じ課題をもつ仲間同士のわかちあいの場[2]として対人関係や人間的成長を目指すもの，③精神疾患や心身症等の治療として，患者間または患者と治療者の関係性の発展や変化の治療の過程として意味をもつもの，④職業訓練など対人職種のトレーニングやチームワークの改善を目的として，生活能力，社会性，自発性の回復やリハビリテーションを目指すもの，などがある。青年期は，同性同年代の仲間の獲得が重要な意味をもつことが，サリヴァン（H. S. Sullivan）をはじめ多くの人たちに指摘されている[3]。し

かし，それに上手く適応できない人たちの経験の不足を行う手法としても活用されている。

〔引用文献〕1）武井麻子. グループという方法. 東京：医学書院；2002. p 12-33.
2）岡知史. セルフヘルプグループ：わかちあい・ひとりだち・ときはなち. 東京：星和書店；1999. p 3-7.
3）青木省三. 思春期の心の臨床第三版. 東京：金剛出版；2020. p 113.
〔参考文献〕武井麻子. グループという方法. 東京：医学書院；2002. p 12-33.
鈴木純一. 集団精神療法. 東京：金剛出版；2014. p 19.
保坂亨, 岡村達也. キャンパス・エンカウンター・グループの意義とその実施上の試案. 千葉大学教育学部研究紀要. 1992；40：113-122.

主体的・対話的で深い学び ⑤
proactive, interactive, and authentic learning

　2016（平成28）年の中央教育審議会答申では，授業改善のために，①主体的な学び，②対話的な学び，③深い学び，の3つの視点が示された。この答申に基づいて文部科学省が2017（平成29）年に告示した小学校および中学校学習指導要領では，「主体的・対話的で深い学びの実現に向けた授業改善を通して」児童生徒に生きる力を育むことを目指すことが謳われており，「主体的・対話的で深い学び」は一種のキーフレーズのような形で使用されている。

〔参考文献〕中央教育審議会. 幼稚園, 小学校, 中学校, 高等学校及び特別支援学校の学習指導要領等の改善及び必要な方策等について（答申）. 文部科学省. 2016.　https://www.mext.go.jp/b_menu/shingi/chukyo/chukyo0/toushin/__icsFiles/afieldfile/2017/01/10/1380902_0.pdf
文部科学省. 小学校学習指導要領（平成29年告示）. 2017.　https://www.mext.go.jp/content/1413522_001.pdf
文部科学省. 中学校学習指導要領（平成29年告示）. 2017.　https://www.mext.go.jp/content/1413522_002.pdf

受容 ③⑥
acceptance

　心理学の分野における受容は，ロジャース（C. Rogers）の来談者中心療法に端を発し，「相手の言葉・感情などを，自分の価値観で批判したり評価したりせず，そのまま，ありのままに受け容れること」である。受容のうち，自己受容（self-acceptance）は「自分自身を，好ましい面も好ましくない面も含めて受け容れること」[1]であり，思春期においても自己受容が高まることで成長につながり，他者とのコミュニケーションの円滑さや良好な人間関

係につながるとされている。

〔引用文献〕1）コーチビジネス研究所. 受容と共感. 2019.　https://coaching-labo.co.jp/archives/2639#
〔参考文献〕山田俊介. 受容及び無条件の肯定的配慮の意味についての考察―カール・ロジャーズのとらえ方の変
　　化をもとにして―. 香川大学教育学部研究報告第I部. 2018；149：93-110.
人間性心理学会編, 飯長喜一郎. 人間性心理学ハンドブック. 東京：創元社；2012.

障害児相談支援 ⑤
consultation support for disabled children

　わが国の法令用語，行政用語である。障害者および障害児の相談支援事業のうち，障害児や保護者等を対象とし，障害児支援利用援助および継続障害児支援利用援助を行う事業である。障害児通所支援の利用に関し，障害児支援利用計画の作成を行う障害児支援利用援助，および通所給付決定された障害児通所支援の利用状況の検証を行う継続利用サービス支援である継続障害児支援利用援助がある（児童福祉法第6条の2の2第8項）。相談支援事業には「一般相談支援」，「特定相談支援」，「障害児相談支援」の3つの事業があり，年齢によって利用できる事業が異なっており，用語の使用時は事業名まで明示する。

障害児入所施設 ⑤
facilities for disabled children

　わが国の法令用語，行政用語である。「障害児入所施設」には，障害児を入所させて，保護，日常生活の指導及び独立自活に必要な知識技能の付与を行う「福祉型障害児入所施設」と，保護，日常生活の指導，独立自活に必要な知識技能の付与及び治療を行う「医療型障害児入所施設」があり，明確な表現が必要である（児童福祉法第42条）。「障害児入所施設」のかつての名称である障害ごとの「知的障害児施設」，「第1種・第2種自閉症児施設」，「盲児施設」，「ろうあ児施設」，「肢体不自由児施設」，「肢体不自由児療護施設」，「重症心身障害児施設」は不適当な表現である。

障害児福祉手当 ⑤
disabled child welfare allowance

　わが国の法令用語，行政用語である。20 歳未満の重度の障害児に手当を支給する制度である（特別児童扶養手当等の支給に関する法律第 17 条）。「特別児童扶養手当」は障害児の父母または保護者に対して支給されるのに対して，「障害児福祉手当」は障害児本人に支給されるものであり，用語の使用時は区別して用いる。

障害者手帳 ⑤
disabled persons' certificate

　「身体障害者手帳」，「療育手帳」，「精神障害者保健福祉手帳」の 3 種の手帳を総称した一般的な呼称である。論文等に記述する際は，3 種の手帳を総称する旨の記述があることが望ましい。身体障害者手帳は「身体障害者福祉法」，精神障害者保健福祉手帳は「精神保健及び精神障害者福祉に関する法律」（精神保健福祉法）を根拠としているが，療育手帳は根拠法がなく，「療育手帳制度について（通知）」(1973（昭和 48）年 9 月 27 日，児発第 725号）を根拠としている。身体障害者手帳と精神障害者保健福祉手帳は数字による等級が記載されており，障害者年金の等級もまた数値で記載されることから，両者と同じに捉えているものがしばしばみられるが，これらはまったく別の制度であることに留意する。

情緒障害 ①
emotional disturbance

　文部科学省では「状況に合わない感情・気分が持続し，不適切な行動が引き起こされ，それらを自分の意志ではコントロールできないことが継続し，学校生活や社会生活に適応できなくなる状態」「主として心理的な要因による選択性かん黙等があるもの」として，特別支援学級の対象としている。

〔参考文献〕文部科学省. 特別支援教育について4. 障害に配慮した教育 (7) 自閉症・情緒障害教育．　https://www.mext.go.jp/a_menu/shotou/tokubetu/mext_00807.html

小児慢性特定疾病医療費助成制度 ⑤
specified chronic childhood disease medical expense assistance program

　わが国の法令用語，行政用語である。指定小児慢性特定疾病医療支援に要した費用について小児慢性特定疾病医療費をその保護者に対して支給する制度である（児童福祉法第19条）。「難病の患者に対する医療等に関する法律」（難病法）に基づく特定医療費の支給制度とは対象年齢や対象疾患等が異なることから，用語の使用時は区別して用いる。

少年 ⑤
juvenile

　わが国の法令用語である。少年法第2条において，「この法律で『少年』とは，20歳に満たない者をいい，『成人』とは，満20歳以上の者をいう」と定められている。しかし，2022（令和4）年4月1日に民法の一部を改正する法律が施行予定で，民法第4条（成年）において，「18歳をもって，成年とする」と改正されることから，少年法の適用年齢の引下げについても議論されており，2021（令和3）年の通常国会で検討される予定のため，その動向には留意する必要がある。また，児童福祉法第4条において，18歳に満たない者を「児童」と定義し，さらに児童を「乳児」「幼児」「少年」と分類し，「少年」は「小学校就学の始期から，満18歳に達するまでの者」と定められている。なお，いずれの法律も「少年」には女子を含む。社会的表現であることから，現時点では学術面において，小学校就学始期からおおむね20歳までの範囲で，必要に応じて定義を明記する。

〔参考文献〕法務省. 民法の一部を改正する法律（成年年齢関係）について. http://www.moj.go.jp/MINJI/minji07_00218.html

少年サポートセンター ⑤
juvenile support center

　わが国の法令用語，行政用語である。警視庁，道府県警察本部または方面本部の内部組織のうち，少年補導職員または警察官を配置し，専門的な知識および技能を必要とし，または継続的に実施することを要する少年警察活動

について中心的な役割を果たすための組織として警察本部長および方面本部長が定めるものである（少年警察活動規則第2条第12項）。「少年サポートセンター」の目的は，非行防止支援と非行立ち直り支援であり，捜査と逮捕を行う組織ではないことに留意する。

少年法 ⑤
Juvenile Act

わが国の法律である。第1条（目的）において，「少年の健全な育成を期し，非行のある少年に対して性格の矯正及び環境の調整に関する保護処分を行うとともに，少年の刑事事件について特別の措置を講ずることを目的とする」と定められている。また，適用年齢については，第2条において，「『少年』とは20歳に満たない者」と定められており，20歳未満の者による刑事事件については，まず少年法が適用される。家庭裁判所の審判に付される非行のある少年は，少年法第3条で定められており，（1）犯罪少年（14歳以上で罪を犯した少年），（2）触法少年（14歳未満で（1）に該当する行為を行った少年—14歳未満の少年については刑事責任を問わない），（3）ぐ犯少年（保護者の正当な監督に服しない性癖があるなど，その性格又は環境に照らして，将来，罪を犯し，又は刑罰法令に触れる行為をするおそれがあると認められる少年）に区別される[1]。

〔引用文献〕1）検察庁．少年事件について．http://www.kensatsu.go.jp/gyoumu/shonen_jiken.htm

食育 ⑤
dietary education

2005年（平成17年）に成立した食育基本法では，前文において，食育は「生きる上での基本であって，知育，徳育及び体育の基礎となるべきもの」と位置付けられ，同第2条では「食育は，食に関する適切な判断力を養い，生涯にわたって健全な食生活を実現することにより，国民の心身の健康の増進と豊かな人間形成に資することを旨として，行われなければならない。」とされている。

食物アレルギー ④
food allergy

「食物によって引き起こされる抗原特異的な免疫学的機序を介して生体にとって不利益な症状が惹起される現象」と定義される[1]。有症率は乳児期が最も高く加齢とともに漸減するが，わが国の即時型食物アレルギーの主要原因食物は年齢群により異なり，7〜19歳では甲殻類が最多で，果物，鶏卵，小麦，ソバと続く。診断は特異的IgE抗体検査，食物除去試験および食物経口負荷試験にて確定する。多くは耐性を獲得していくが自然寛解が得られない場合，正しい診断に基づいた必要最小限の食物除去を行う。アドレナリン筋肉注射はアナフィラキシーに対する第一選択薬である。食物依存性運動誘発アナフィラキシーは特定の食物摂取後の運動負荷によってアナフィラキシーが誘発される疾患で，初回発症年齢のピークは10〜20代である。「学校生活管理指導表」に基づいた対応により，学校での生活の質，安全性を確保する。

（引用文献）1）日本小児アレルギー学会食物アレルギー委員会. 食物アレルギー診療ガイドライン2016 ダイジェスト版. https://www.jspaci.jp/allergy_2016/chap01.html

初経 ①⑥
first menstruation

初めての月経が初来することを初経と呼び，日本人では平均12.5歳である。初経直後は無排卵のことや周期・持続日程が一定しないことも多い。その後，数年かけてほぼ成人量の性ステロイドホルモンが分泌されるようになり，中枢へのフィードバック作用も成人と同じレベルで調整され，性腺刺激ホルモンの量も成人量となる。思春期は初経発来後，周期的な月経を迎えるようになる時期ではあるが，それに伴う健康障害を起こしやすい時期でもある。初経のことを初潮とも称するが，学術における使用に際しては初経の方が望ましい。

女性アスリートの3主徴 ⑥
female athlete triad

　女性アスリートにしばしばみられる利用可能エネルギー不足，無月経，骨粗鬆症の3つをいう。1997（平成9）年にアメリカスポーツ医学会（ACSM）が出した声明で述べられた。10代から利用可能なエネルギー不足に加え無月経（低エストロゲン状態）が続くと，最大骨量が十分に得られないことが予想される。

〔参考文献〕日本スポーツ振興センター. 女性アスリート指導者のためのハンドブック. 2014. p 18-21.　https://www.jpnsport.go.jp/jiss/Portals/0/column/woman/seichoki_handobook_5.pdf

女性医学 ⑥
women's medicine（women's healthcare medicine）

　産婦人科の専門領域の一つで，女性の思春期を含むすべてのライフステージにおけるQOLの維持・向上のために，女性に特有な心身にまつわる疾患を主として予防医学の観点から取り扱うことを目的とする。2014（平成26）年より日本産科婦人科学会におけるサブスペシャリティ領域であることが認知されるようになった。

ジョハリの窓 ⑥
Johari window

　1955年にジョーゼフ・ラフト（J. Luft）とハリー・インガム（H. Ingham）によって提示された対人関係のための自己分析モデルであり，この二人の名をとって命名された。自己理解と他者理解の関係を模式化し，①開放の窓（自分も他人も知っている自分の性質），②盲点の窓（自分は気づいていないが他人は知っている性質），③秘密の窓（他人は知らないが自分は知っている性質），④未知の窓（自分も他人も知らない性質）の4つの窓に分類される。①開放の窓が拡がり，②盲点の窓や③秘密の窓が狭まり，④未知の窓に発見が起こるプロセスによって，我々は自他をよく知ることが可能となる。思春期においても，①開放の窓を拡張することで自分の存在を明確化し，アイデンティティを確立していくことが自己成長の要素となる。

〔参考文献〕中西美和. 青年期女性の成長を促進する要因の検討. 大阪女学院短期大学紀要. 2013；43：37-49.

自立援助ホーム ⑤
self-reliance support home

　「児童自立生活援助事業」に基づき，義務教育を終了した満20歳未満の児童等や，大学等に在学中で満22歳になる年度の末日までにある者であって，児童養護施設等を退所したもの又はその他の都道府県知事が必要と認めたものに対し，相談その他の日常生活上の援助，生活指導，就業の支援等を行うための共同生活を営む住居である（指導福祉法第6条の3）。しはしば「児童自立支援施設」との混同がみられるので用語の使用時は区別して用いる。

神経性無食欲（やせ）症 ⑥
anorexia nervosa

　思春期の女子に好発し，特別な器質的病変を伴わず，心因性視床下部機能不全により発症する症候群である。摂食異常とやせ，エストロゲン分泌の減少により二次性徴の退行，月経異常とくに無月経を特徴とする。神経性無食欲症や神経性食思不振症という病名があるが，疾患の本態を表わしていないとの指摘を考慮し，アメリカ精神医学会の診断基準であるDSM-5の日本語版では神経性無食欲（やせ）症という新しい病名がつけられた。

神経発達症群 ①
neurodevelopmental disorders

　DSM-5における診断分類の一つ。この診断分類に含まれる疾患は，小児期または青年期に現れ，学校や社会での対人関係に関わる行動に影響を与える。下位分類として「知的能力障害群」「コミュニケーション症群」「自閉スペクトラム症」「注意欠如・多動症」「限局性学習症」「運動症群」「他の神経発達症群」を含む。「発達」「知恵遅れ」「コミュ障」「アスペ」は俗表現であり，学術面では用いない。学術分野や行政においては「発達障害」の呼称も

用いられ，発達障害者支援法では「自閉症，アスペルガー症候群その他の広汎性発達障害，学習障害，注意欠陥・多動性障害その他これに類する脳機能の障害であってその症状が通常低年齢において発現するもの」と定めている。ICD-10では「心理的発達の障害」「小児＜児童＞期及び青年期に通常発症する行動及び情緒の障害」に分類される。「発達障害」を学術面で用いる際には定義を明確にすることが望まれる。

〔参考文献〕高橋三郎. 神経発達症群. 東京：医学書院；2016.
文部科学省,発達障害者支援法,2004. https://www.mext.go.jp/a_menu/shotou/tokubetu/main/1376867.htm

人工妊娠中絶 ③⑤
induced abortion

　人工妊娠中絶（手術）は，母体保護法が適応される場合で，今回の妊娠を中断しなければならないときに行う手術を示す。人工的に胎児および付属物を母体外に排出することをいうと規定されている。実施可能な時期は，妊娠22週未満（21週6日）までで，母体保護法指定医師によって指定された施設においてのみ実施される。

〔参考文献〕日本産科婦人科学会. 産科婦人科用語集・用語解説集（改訂第4版）. 東京：金原出版；2018.
日本産婦人科医会. 女性の健康Q＆A. https://www.jaog.or.jp/qa/confinement/ninsinshusanqa6

真珠腫様陰茎小丘疹 ⑥
pearly penile papules

　亀頭の冠状溝に近い部分に全周性に1～2列できる数珠状の丘疹。しばしばフォアダイス斑と混同されるが，真珠様小丘疹は組織学的には血管線維腫であり，脂腺であるフォアダイス斑とは異なるものである。いずれも性感染症を心配して医療機関を受診することがあるが，治療の必要はない。思春期に亀頭の増大，包皮翻転のため気づかれることが多い。

心身症 ④
psychosomatic disease

　発症や経過に心理社会的因子（いわゆるストレス）が影響する疾患を指す。

日本心身医学会は「身体疾患の中で，その発症や経過に心理社会的因子が密接に関与し，器質的ないし機能的障害が認められる病態をいう。ただし神経症やうつ病など，他の精神障害に伴う身体症状は除外する」（1991（平成3）年）と定義している。症状として，例えば，偏頭痛，胃潰瘍，高血圧症，過敏性腸症候群，気管支ぜんそくなどさまざまなものがある。思春期においては，学校の問題（いじめ，人間関係の不和，学業成績の不振など）や家庭の問題（虐待，貧困，家族関係の不和など）によるストレスが誘因となることもある。

〔参考文献〕日本心身医学会教育研修委員会編. 心身医学の新しい治療指針. 心身医学. 1991；31（7）：541.

真性包茎 ⑥
true phimosis

　陰茎先端の亀頭部が包皮で覆われて，亀頭が露出していない（剥けない）状態のこと。乳幼児期には包皮の内側（内板）と亀頭は癒合しており，包皮口も狭く，翻転できないのが正常である。3歳頃から包皮の翻転が可能となりだし，思春期以降にはほとんどの男児で用手的に翻転可能となるため，小児期は治療を行わないことが多い。ただし反復する包皮炎や尿路感染，排尿時に出口となる包皮口が狭く包皮が膨らむバルーニングなどの症状がある場合には，医師の判断で治療が行われることもある。一般的な治療法としては，皮膚を軟化させるステロイド軟膏を塗布しながらの包皮翻転や，余剰の包皮を切り取る環状切除術が選択されることが多い。思春期以降になっても包皮を翻転できない場合は，清潔保持や性機能的観点から手術が選択されることもある。

〔参考文献〕日本小児泌尿器科学会. 小児泌尿器科の主な疾患. 包茎. https://jspu.jp/ippan_010.html

心臓振盪 ④
commotio cordis

　心臓への衝撃により誘発された突然の心停止と定義される。若年者におけるスポーツ中の突然死の原因の一つであり，胸郭が薄く軟らかい若年者での

発生が多い。診断基準は，心停止の直前に前胸部に非穿通性の鈍的衝撃を受け，胸骨，肋骨および心臓への構造的損傷や心血管奇形を認めないことである。心筋細胞への機械的刺激により K^+ATP チャネルが活性化され心室細動（VF）を誘発する機序が考えられており，心電図 T 波の頂点の 15 〜 30 ミリ秒前に心臓上の胸壁に，硬く小さな直径の球体が衝撃を与えると VF を誘発しやすい。野球やホッケーといった競技スポーツ中が多いが，日常生活中の肘や膝等の胸部への接触といったそれほど強力ではない衝撃でも発生している。

心的外傷後ストレス障害 ①②③
posttraumatic stress disorder（略）PTSD

　重症を負う，虐待を受けるといった心的外傷的出来事に遭遇することによって引き起こされる反応性の精神障害。英語頭字語として「PTSD」を用いる。「心の傷」「トラウマ」は俗表現であり，学術面では用いない。思春期においては，身体的・性的虐待，交通事故，自然災害などが外傷的出来事となり，悪夢，不眠，フラッシュバック，ひきこもり，抑うつなどを引き起こす。

〔参考文献〕ベンジャミン J. サドック. カプラン臨床精神医学テキスト 第3版 DSM-5 診断基準の臨床への展開. 東京：メディカル・サイエンス・インターナショナル；2016.

心理検査 ①
psychological test

　主に精神科医・臨床心理士により行われる検査で，臨床診断の補助，臨床像の把握，環境への適応性の判定などを目的とする。「心理テスト」「メンタルテスト」は俗表現であり，学術面では用いない。思春期においては知的能力や学業面で抱えている問題を知るのに有用である。

〔参考文献〕尾崎紀夫. 標準精神医学第7版. 東京：医学書院；2018.

心理社会的発達理論 ③⑥
psycho-social development theory

　理論提唱者の明記がない場合には，エリクソン（E. H. Erikson）による理論を指す。エリクソンは人生を8つの発達段階に分けた。後に，配偶者のジョアン・エリクソンが9つ目の発達段階を追記した。エリクソンの心理社会的発達理論は多くの誤解を生んできた。まずは「危機（crisis）」である。これは"危ない"という意味ではなく，"一度越えたら戻ることができない点"を指している。たとえば人生始めての発達段階である「乳児期」では，そこにある危機は「基本的信頼 vs 不信」である。これを葛藤という。この葛藤を乗り越えると次の発達段階に入るということになる。またこの葛藤から産み落とされるものを「活きる力（virtue）」と名付け，乳児期であればそれを「希望（hope）」とした。またこの葛藤であるが（乳児期を例にするが），「基本的信頼」に"良きもの"として焦点を当てることは慎んでほしいとの注記がエリクソンによってなされている（「幼児期と社会」）。つまり葛藤こそが生きる力（virtue）の源泉であるということである。エリクソンの「危機」とハヴィガースト（R. J. Havighurst）らの提唱した「発達課題」は別物であり，混同しないようにしたい。

心理性的発達理論 ③⑥
psychosexual development

　精神分析学のフロイト（S. Freud）による，ヒトの発達段階についての理論。子どもの幼児性欲理論（幼児がもつ性的傾向による性欲）に基づいて，口唇期（出生〜1.5歳くらい），肛門期（1〜3歳くらい），男根期（3〜5歳くらい），潜伏期（5〜12歳くらい），性器期（思春期以降）という5つの成長段階があり，その期間には身体成長と性的発達が複雑に絡み合って進展するとされている。これは，発達段階に応じて性欲が変化するという意味ではなく「それぞれの発達段階で快を感じる身体部位の変化」という意味である[1]。

（引用文献）1）廣瀬清人，小林京子．発達研究における基礎理論の展望．聖路加国際大学紀要．2020；6：26-32.

睡眠−覚醒障害 ①
sleep-wake disorders

　睡眠の異常によってさまざまな社会的機能障害や生活の質の低下が生じる病態の総称。「昼夜逆転」は俗表現であり，学術面では用いない。思春期においては，睡眠のリズムが外界の昼夜サイクルと同調できない「概日リズム睡眠障害」，睡眠中に起き上がり歩き回る「睡眠時遊行症（夢遊病）」，恐怖で覚醒し悲鳴をあげるなど強い恐怖感情を表出する「睡眠時驚愕症（夜驚症）」などがしばしば問題となる。

〔参考文献〕尾崎紀夫. 標準精神医学第7版. 東京：医学書院；2018.

睡眠相後退 ⑥
delayed sleep phase

　就寝時間および起床時間が遅くなり，睡眠時間帯が後ろに移動する状態である。思春期は睡眠相後退が進む時期とされる。内因性の概日リズム睡眠障害として生じる睡眠相後退は，睡眠相後退症候群（delayed sleep phase syndrome：DSPS）である。通常望ましいとされる時間に入眠することができず，かつ必要な時間に起床することができないことが慢性的に持続する状態である。"夜更かし"によって人為的に睡眠相後退が継続することは，睡眠相後退症候群のきっかけとなることがある。"夜更かし"による睡眠相後退と睡眠相後退症候群は，本人の意思で入眠時間が遅くなることと入眠したくてもできないこと，必要時には困難はあるが起床できることとそのことも難しいことの差がある。睡眠相後退症候群は，睡眠障害国際分類第3版（ICSD-3）にも掲載されている。二つの用語は区別して用いる必要がある。

〔参考文献〕厚生労働省. 生活習慣予防のための健康情報サイトe-ヘルスネット. 睡眠相後退（前進）症候群.
　https://www.e-healthnet.mhlw.go.jp/information/dictionary/heart/yk-028.html
厚生労働省. 生活習慣予防のための健康情報サイトe-ヘルスネット. 概日リズム睡眠障害. https://www.
　e-healthnet.mhlw.go.jp/information/dictionary/heart/yk-007.html

睡眠負債 ①
sleep debt

　個人に必要とされる睡眠時間がとれていない状況が持続し，睡眠不足というマイナスの状況が蓄積している状態。本人が自覚できていないこともある。睡眠負債という用語を使用し心身や生活への悪影響に関する研究もされているが，睡眠負債を測定するための明確な定義・方法は確立していない。一方，睡眠障害国際分類第3版（ICSD-3）には「睡眠不足症候群」の診断基準が明記されている。睡眠負債と睡眠不足症候群は類義語であるが，睡眠不足症候群の基準をそのまま睡眠負債に適用することは不適切である。用語の使用時は，睡眠不足の基準，期間，生活への影響や症状等を明確にして睡眠負債を定義する。

〔参考文献〕鷹見將規, 角谷寛. 日本人における睡眠負債の現状・問題点. 睡眠医療：睡眠医学・医療専門誌. 2018；12（3）：305-309.
アメリカ睡眠医学会著, 日本睡眠学会診断分類委員会全訳. 睡眠障害国際分類（第3版）. 東京：ライフ・サイエンス；2018.

スクールカウンセラー ①⑤
school counselor（略）SC

　学校において子どもや家族，その関係者，学校全体を臨床心理の専門性を用いて支援するために配置されている児童生徒の心理に関して高度に専門的な知識・経験を有する臨床心理士などを指す。

　文部科学省「スクールカウンセラー等活用事業」によって全公立小中学校に配置することが閣議決定されている。スクールカウンセラーの学校配置の意義としては，児童生徒の悩みに対して，適切かつ迅速に対応し児童生徒が安心して学習に取り組むことができるよう学校内外の教育相談体制の充実を図ることであり，具体的な役割として児童生徒に対する相談・助言，保護者や教職員に対するカウンセリング，コンサルテーション，校内会議等への参加，教職員や児童生徒への研修や講話，相談者への心理的な見立てや対応，ストレスチェックやストレスマネジメントなどの予防的対応，事件・事故等の緊急対応における被害児童生徒の心のケアなどがある。

スクールカースト ①
school caste

　和製英語である。学校内の児童生徒の人間関係において，カースト制度のように格付け，階層の形成が生じる状態のこと。格付けは，上位・中位・下位などと表現される。主に学級内で生じ，勉強以外の能力や容姿，人気などが格付けの基準となる。スクールカーストの階層間での交流はあまりない。スクールカーストの地位が上位であるほど学校適応感が高く，学校享受感も高い。さらにカースト内における地位が高い生徒ほど顕在的自尊心も高い。教師側もスクールカーストを学級運営などに活用していることが研究により明らかにされている。文脈を含めて明確に定義して用いる。

〔参考文献〕鈴木翔. 教室内カースト. 東京: 光文社；2012.

スクールソーシャルワーカー ①⑤
school social worker（略）SSW, SSWer

　社会性/情緒面の問題を抱えた児童生徒に対して問題の背景を明らかにし，社会や本人を取り巻く環境に働きかける役割として，2008（平成20）年度より文部科学省によって「SSW活用事業」が展開され，「教育と福祉の両面に関して，専門的な知識・技術を有するとともに，過去に教育や福祉の分野において，活動経験の実績等がある者」が必要に応じて学校に配置され，教育と福祉の仕組みを結びつける役割を担っている。児童福祉相談所や福祉施設と異なり，学校というすべての子どもが通う現場へのアウトリーチと支援を行うことで，問題に気づいていない当事者を支援につなげる予防的役割であることも期待されている。

ストレングスモデル ④
strength model

　社会福祉援助（ソーシャルワーク）実践モデルの一つであり，エンパワメントの考え方を基に，ケースマネジメントにおける実践モデルとして考案された。クライエントの人生を取り戻す（リカバリー）ために，個人の願望や

能力や自身，または地域の資源といった強み（ストレングス）を活用するというものである。「ストレングスモデル」は元来備わっているストレングスに着目し，それを引き出し，活用するものであり，クライエント個人にストレングスを身に付ける訓練的なアプローチを指すものではない。

スリーパー効果 ⑥
sleeper effect

　行動すべき時まで敵国に潜み，一般人として暮らす工作員を指す「スリーパー」という言葉に由来して，心理学者のホブランド（C. I. Hovland）が命名した。信頼できない送り手（情報源）から得た情報でも，時間が経つことで送り手への不信感を忘れ，情報への信頼性が高まっていくという心理現象を指す。この現象が起こる理由としては，時間経過後送り手（情報源）と情報が分離する分離仮説，あるいは送り手に関する記憶と情報の記憶とでは前者の方の忘却速度が早いことから生ずるという仮説がある。学校生活においては同級生の陰口など，送り手の信頼が低かったとしても，時間が経過することで陰口の内容だけが記憶に残り，それが元となっていじめや不登校といった問題に発展してしまう可能性に注意しなければならない。

〔参考文献〕広田すみれ，リスクコミュニケーションにおいて送り手に関する曖昧性が説得効果に与える影響，武蔵工業大学環境情報学紀要，2006；8(1)：105-114.

精液 ⑥
semen

　生殖器から分泌される精子を含んだ液体のことで液体部分の精しょうと細胞成分の精子からなる。精液は3割程度が前立腺からの分泌液，7割が精嚢からの分泌液である。精嚢液には果糖が多く含まれていて精子が運動するための栄養源となる。また前立腺液はクエン酸を多く含み，pHを弱アルカリ性に保つことで腟の中で精子を生存させる役割をもつ。射出されたばかりの精液は白濁または黄白色で粘性のある液体であるが，10分程度でほぼ透明のさらっとした液体となる。

生活の質 ③④
quality of life（略）QOL

　統一的な概念定義への合意が得られているものではないが，肉体的，精神的，社会的，経済的のすべてを含めた生活場面における質的要素であり，主観的な健康度や満足度などによって捉えられることがある。QOL（Quality Of Life）と略される。統一的な概念定義がないことから，研究の対象や場面によって数多くの評価尺度が作成されている。かつてリハビリテーションの領域において，「ADL（日常生活動作）からQOLへ」という目標の転換について述べられていたことから，ADLとQOLを順序性や対立性があるように捉えているものがしばしば見受けられるが，両者は，関連性はあるが順序性や対立性のあるものではない。

性感染症 ③⑥
sexually transmitted diseases（略）STD

　性行為を介して感染する病気のこと。ウイルスや細菌，真菌，原虫が性器や肛門，口腔などに接触することで感染する。最近の性行為は多様化しており，腟性交以外の口腔性交や肛門性交などを含む同性間の性行為でも感染する。感染している人と一度でも性行為をすると感染することがあり，性行為の経験者であれば誰でも感染する可能性がある。性感染症に感染しても自覚症状が出ないことがあり，気づかないうちにパートナーに感染させてしまうこともある。感染に気づかずに放置すると男女ともに不妊症や重症化する可能性がある。ほとんどの性感染症に対して検査も治療も確立している。

性器クラミジア感染症 ⑥
chlamydia genital infection

　クラミジアトラコマティス（*Chlamydia trachomatis*）という細菌による性感染。日本では最も感染者数が多い性感染症である。男性は感染してから2〜3週間で排尿時の痛みや尿道からの膿が出るなどの尿道炎の症状が出る。進行すると精巣上体炎となり精子の通過障害から閉塞性無精子症となる可能性もある。女性はおりものが増加することはあるが自覚症状に乏しい

場合が多い。女性は治療せずに放置すると体内深くに侵入し，骨盤周囲炎や肝周囲炎を引き起こし子宮外妊娠や不妊症の原因となる。妊婦に感染している場合は，新生児に産道感染により新生児肺炎や結膜炎を引き起こす。検査では尿や腟分泌物を採取しクラミジアの有無を調べる。治療は抗菌薬を用いて治療を行う。

性器ヘルペス感染症 ⑥
genital herpes simplex virus infection

　性感染症の一つで，単純疱疹（ヘルペス）ウイルス（HSV）1型または2型の感染によって発症し，性器に浅い潰瘍性または水疱性病変を形成する疾患。わが国では初めて症状の現れた場合を「初発」，2回目以降の場合を「再発」とし，さらに初発を初感染による「初感染初発」と潜伏感染していたウイルスが再活性化されて症状を表す「非初感染初発」に分類する。初感染初発は発熱などの全身症状を伴う重症例が多く，病変も広範囲に生じることが多い。非初感染初発は比較的症状が軽く，再発の臨床像に近い。再発時には初感染時とほぼ同じ部位，または殿部や大腿部に水疱性あるいは浅い潰瘍性病変を形成するが，症状は軽く，治癒までの期間も1週間以内と短い。女性罹患年齢ピークは20歳代であり，その後の妊娠・出産に影響する。

〔参考文献〕大貫裕子. 性器ヘルペスと母子感染. 日本性感染症学会誌. 2008；19：56-62.

性教育 ③④
sex education, sexuality education, sex and sexuality education

　性に関する教育の総称である。学校で行われる性教育は「学校性教育」とする。現在，学校では「性教育」という用語は用いられず，「性に関する指導」もしくは「性に関する教育」が用いられているので，学校を対象とした研究にはこれらの用語も使用可能とする。対象によって「集団性教育」「個別性教育」「小集団性教育」を使い分ける。

性交 ⑥
coitus

　男性の勃起した陰茎を女性の腟内に挿入して前後に運動させ最終的に射精する行為自体を指す。すなわち，人間の異性間での性器の結合を意味し，人間以外の生物においては交尾あるいは交接という言葉を用いる。ただし，口腔性交（オーラルセックス），肛門性交（アナルセックス）など，勃起した陰茎を腟以外の部位に挿入する性行為にも性交という言葉を使う。勃起した陰茎と腟の両者の摩擦によって性的快感が高められ反射的に射精がおき，腟内に精子が放出される。性交には，受精以外に愛情表現や性欲の充足などの目的がある。

精索静脈瘤 ⑥
varicocele

　内精静脈への静脈血逆流により，陰嚢や鼠径管内の蔓状静脈叢が異常に怒張した状態のこと。解剖学的に90％は左にでき，両側性も10％ほどある。中学入学頃から発症が増え始め，成人では約15％でみられる。多くは無症候性だが，特に立位での陰嚢の重苦しさを訴えたり，成人では不妊を主訴に受診して診断されることも多い。診断は視診，触診，カラードプラ超音波検査で行われる。治療適応となるのは，陰嚢痛や不快感が強い場合，精液検査などで不妊の原因と考えられる場合などであるが，精索静脈瘤をもつ患者が将来不妊症になる割合は20％程度といわれている。

〔参考文献〕吉田修. ベッドサイド泌尿器科学 改訂第4版. 東京：南江堂；2013. p 1014-1015.
日本泌尿器科学会. 急性陰嚢症診療ガイドライン2014年版. 東京：金原出版；2014. p 13-33.

精索捻転 ⑥
spermatic cord torsion, testicular torsion

　「精巣捻転」を参照のこと。

精子 ⑥
sperm, spermatozoon

精巣で作られる生殖細胞のこと。精祖細胞から約 74 日かけて精子が完成する。精子は精巣内で 1 日に 5000 万〜1 億でき，大きさは 60 μm である。精子は遺伝情報が入った頭部，エネルギー源となるミトコンドリアをもつ中部，動くための鞭毛をもつ尾部に分かれる。精巣で作られた精子は精巣上体で成熟し，射精を待つ。精巣上体には 10 億個ほどの精子を貯蔵できる。通常は 1 回の射精で 1 億〜4 億の精子が射出される。自然な妊娠においては腟に放出された精子は尾部を動かすことで子宮内に入って卵管を通り卵子と受精する。精子の頭部にある遺伝情報を卵子の中に入れることで卵子と遺伝子が組み合わさり発育し妊娠となる。

政治的中立 ⑤
apolitical neutrality

教育基本法第 14 条第 2 項では「法律に定める学校は，特定の政党を支持し，又はこれに反対するための政治教育その他政治的活動をしてはならない。」と規定され，地方公務員法第 36 条では「職員は，政党その他の政治的団体の結成に関与し，若しくはこれらの団体の役員となつてはならず，又はこれらの団休の構成員となるように，若しくはならないように勧誘運動をしてはならない。」と規定されている。公務員は，政党や政治的団体の結成に関わったり，役員になったりすることはできないが，単に党員や構成員になること自体は禁止されていない。

性衝動 ⑥
libido

性に目覚める思春期以降に性的欲求を充足させることを目的とした強い衝動のこと。抑えきれない性的欲求と同義語として用いられることが多い。性的な欲求は食欲，睡眠欲と並び 3 大欲求と呼ばれる。性欲そのものは人間が生命を維持し子孫を残すために必要な生理的な欲求である。性欲を抑圧することはヒステリーの原因となるともいわれていた。

青少年 ⑤
youth（young people etc.）

　わが国の法令用語，行政用語である。青少年が安全に安心してインターネットを利用できる環境の整備等に関する法律第2条（定義）において，「『青少年』とは，18歳に満たない者をいう」と定められている。また，青少年の雇用の促進等に関する法律（若者雇用促進法）において，法律上の規定はないものの，この法律に基づいて策定された青少年雇用対策基本方針では，青少年の対象となる年齢について「勤労青少年」を「35歳未満」と定めている。したがって，学術面ではおおむね35歳までの範囲にある者とし，必要に応じて各研究独自の年齢を明記することとする（例：本研究では，対象を青少年（18歳まで）とした）。

〔参考文献〕内閣府. 令和2年版子供・若者白書（全体版）（PDF版）参考資料8　各種法令による子供・若者の年齢区分. 2020.　https://www8.cao.go.jp/youth/whitepaper/r02honpen/pdf/sanko_08.pdf

青少年が安全に安心してインターネットを利用できる環境の整備等に関する法律 ⑤
Act on Establishment of Enhanced Environment for Youth's Safe and Secure Internet Use

　わが国の法律である。「青少年」を18歳に満たない者と定義し，子ども・若者育成支援推進法第26条で規定された子ども・若者育成支援推進本部により定められた基本計画として，青少年が安全に安心してインターネットを利用できるようにするための施策やインターネットの適切な利用に関する教育及び啓発活動の推進に係る施策，また，青少年有害情報フィルタリングソフトウェアの性能の向上及び利用の普及等に係る施策等を定め，青少年がインターネットを利用して有害情報を閲覧する機会をできるだけ少なくするための措置などについて規定され，青少年の権利の擁護に資することを目的としている。なお，行政用語では「青少年インターネット環境整備法」など省略して使用する場合があることに留意する。

精神疾患の診断・統計マニュアル改訂第5版 ②
Diagnostic and Statistical Manual of Mental Disorders, Fifth Edition (略) DSM-5

　アメリカ精神医学会が出版した精神医学診断基準であり，英語頭字語として「DSM」を用いる。最新版である第5版（DSM-5）は2013（平成25）年に公表され，わが国の臨床場面においても一般に用いられている。

精神分析 ③⑥
psychoanalysis

　フロイト（S. Freud）によって創始された精神療法に関する理論，精神病理学的理論体系のことであり，①他の方法ではほとんど接近不可能な心的過程の探究方法，②この探究に基づいて神経症性障害を治療する方法，③こうして得られた一つの新しい科学的な学問を形成しつつある心理学的知見，という3つの要素の集大成であるとされている[1]。精神分析では，人間の精神は意識と無意識の二つに大別されるという前提のもとで，人の無意識を対話・夢・連想から発見し，それを意識化することで精神疾患を治療しようとする。思春期の児童に適用するにあたっては，まず学校や家庭など環境への依存度が高いため，環境調整と並行した精神分析的な治療を行い，さらに進路をめぐる学業上の達成や性的発達といった自己愛の問題を解決するようなアプローチを行う。

（引用文献）1）中野明德，S. フロイトの精神分析技法論―暗示療法を超えて―福島大学総合教育研究センター紀要，2014；16：9-18.
（参考文献）日本精神分析協会，精神分析とは，http://www.jpas.jp/whatis.html.
小野泉，児童思春期臨床における精神分析的視点について，心身医学，2009；49：172-173.

精巣女性化症候群 ⑥
androgen insensitivity syndrome

　「アンドロゲン不応症［症候群］」を参照のこと。

精巣捻転 ⑥

spermatic cord torsion, testicular torsion

精巣の陰嚢内への固定が不十分なために精索が捻れる病態で，新生児期と思春期に好発する緊急疾患の一つである。突然の陰嚢内の疼痛で発症し，悪心嘔吐や下腹部痛を伴うこともあり，次第に陰嚢の腫脹や浮腫が出現する。発症後6時間以内に捻転解除ができると，その後の精巣壊死や萎縮の可能性が下がるため，用手的に捻転解除ができない場合は緊急手術の適応となる。カラードプラ超音波検査が診断に有用だが，精巣付属器捻転や精巣上体炎といったその他の急性陰嚢症と鑑別困難なことも多く，少しでも疑われたら夜間でも速やかに泌尿器科受診を促す。なお，思春期の男児では陰嚢痛を訴えづらいことがあるため，強い腹痛の訴えがあれば本疾患も疑う。

〔参考文献〕吉田修. ベッドサイド泌尿器科学 改訂第4版. 東京：南江堂；2013. p 1015-1017.
日本泌尿器科学会. 急性陰嚢症診療ガイドライン2014年版. 東京：金原出版；2014. p 13-33.

成長曲線 ⑤

growth chart

学校保健安全法施行規則の一部改正で，2016（平成28）年度から学校健診に導入された。成長曲線は平均値に対し，＋2SD，＋1SD，−1SD，−2SDの曲線が描かれ，身長が−2SD以下や＋2SDを超える場合，成長曲線の急速な伸びや鈍化など，受診勧奨者の抽出に活用する。

思春期は，女子が男子より2年早く，個人差も4〜5年あり，成長の評価に成長曲線の有効活用は不可欠である。日本小児内分泌学会による①標準身長・体重曲線；0-18歳，0-6歳，0-24ヶ月，②肥満度判定曲線；学童用6-17歳，幼児用1-6歳，③BMIパーセンタイル曲線；0-17歳，④ターナー（Turner）症候群と⑤ヌーナン症候群成長曲線：0-20歳の男女別の標準成長曲線があり，これと個人の成長曲線を比較し，評価する。成長過程と傾向を知り，思春期やせ症や肥満，低身長や高身長，思春期早発症・遅発症などの成長障がいを早期発見する指標となる。

〔参考文献〕鈴木正二. 医学大辞典. 東京：南山堂；1954. p 1074.
日本小児内分泌学会. 成長をサポートする保健師，保育士，養護教諭さんへ成長の評価方法. https://ghw.
　pfizer.co.jp/comedical/evaluation/index.html

日本小児内分泌学会. 成長評価用チャート.　http://jspe.umin.jp/medical/chart_dl.html

精通 ①
first ejaculation, thorarche

　初めて経験する射精。初精は俗語である。動詞として「精通する」とは用いず，初経と同じく「精通を経験する」のように名詞として用いる。思春期における性成熟の過程で生じる。小学校高学年ごろに始まり，高校生では大半が経験する。中学2年生で約半数以上が経験すると考えられている。年齢につれて，夢精よりも自慰による精通の割合が高くなる。精通の時期が早すぎるまたは遅すぎる場合には精巣の増大などの二次性徴の発現とあわせて，早発思春期，遅発思春期が疑われる。

〔参考文献〕日本性教育協会. 性科学ハンドブック（3）若者の性はいま…青少年の性行動第4回（1993年）調査. 1997.

性的活動 ⑤
sexual activity

　生殖に関連する行動，すなわち精子が卵子にもたらされるための，性交を中心とした一連の行動を指す。性交も含めた性的な行為全般を総称して性行為といい，性行為には，性的快楽を求めるために行われる性器の愛撫，口腔や肛門を使用する行為，同性間で行われる行為なども含まれる。さらに拡大し，自慰など単独で行われる活動も含めて性に関する行動を総称したものを，性的活動と定義する。性行為を通じて感染するいわゆる性感染症や誤った性行動による性機能障害は，不妊をはじめとして社会的にも大きな問題になってきており，その予防や受胎調節を含めた性教育の重要性が強調されている。

性的関心 ④
sexual interest/sexual curiosty

　性行為に限らず性全体の何らかのことが気にかかり，注意が向くようになること。性的関心が高い，低いというように表現する。対象への説明では，「性的なことに関心をもつこと」のように言い換えて用いられることもある。

思春期では二次性徴による心身の性的成熟により高まるが，個人差，男女差が大きい。性的関心の高まりが接触欲求へとつながり，性交の引き金になることがある。

性的自立 ④
sexual independence

　高等学校の家庭科の教科書では，次のように説明されている。

　「自分の性だけでなく，他者の性を尊重した，責任ある行動がとれること。」[1]／「自分の欲求を押しつけるのではなく，相手の気持ちを思いやり，親密な深い関係を築いていける」こと[2]／「まず自分がどのような性を生きるのかというジェンダー・アイデンティティを確立することであり，さらにどのような性的関係をつくっていくのか創造していくことである。つまり人間として，女性として，男性としてどう生きていくのか，さらにからだや心の性的な成長を肯定的にとらえて，安全と信頼にもとづく人間関係として，だれといつどのような形で性的な関係をもつのかもたないのかを自己決定できるようになることである。」[3]。

　これらの説明にみられるように，個人だけでは成立せず，他者との関係の中で定義される概念である。

（引用文献）1）高等学校家庭科教科書. 家庭総合―明日の生活を築く. 東京：開隆堂；2017. p 16.
2）高等学校家庭科教科書. 新図説家庭基礎. 東京：実教出版；2017. p 9.
3）高等学校家庭科教科書. 新家庭基礎21. 東京：実教出版；2017. p 16.

性的接触 ③
sexual contact

　性的興奮，満足，または暴行の目的で，プライベートゾーン（英語ではprivate parts：口，乳房，肛門，性器）およびその周辺に接触する行為で性交も含む。中学校保健体育の学習指導要領では「性交」を取り扱わないため，性感染症の感染経路としての「性的接触」は「性交」と同じ意味で用いられている。性感染症の観点では，直接接触することを指すが，性暴力の観点からは衣服の上から体を触ることやキス，およびこれらを強制するなどの行為が含まれる。性的接触については，具体的な行為がわからないと性被害や性

加害の自覚ができない。性暴力予防策の観点からも性的接触の行為の範囲を明確にして使用する。

〔参考文献〕文部科学省. 中学校学習指導要領（平成29年告示）解説. 2017. https://www.mext.go.jp/component/a_menu/education/micro_detail/__icsFiles/afieldfile/2019/03/18/1387018_008.pdf

性的同意 ④
sexual consent

　性行為に関する同意のことである。現在，世界的には二つの考え方がある。「同意のない性行為」を問う従来のものと，「同意のある性行為」に着目する新しいものである。後者は，性犯罪が多発するヨーロッパ諸国で取り入れられつつある。単純化すれば，前者は「ノー」のあり方に着目し，後者は「イエス」のあり方に着目する。前者では明確な「ノー」がない場合に"もめる"ことになる。後者はすなわち「イエスがなければ，すべてノー」を意味する。本学会の学術面で「性的同意」や「性暴力」を主題とする場合には，どちらの性的同意について扱うのかを明記することとする。

性に関する指導 ⑤

　「性教育」を参照のこと。

性の健康 ⑥
sexual health

　「性の権利宣言」を用い，セクシュアリティに関して身体的，情緒的，精神的，社会的に良好な状態にあることであり，単に疾患，機能不全又は虚弱ではないということではない[1]と定義する。セクシュアリティは，生涯を通じて人間であることの中心的側面をなし，セックス（生物学的性），ジェンダー・アイデンティティ（性自認）とジェンダー・ロール（性役割），性的指向，エロティシズム，喜び，親密さ，生殖がそこに含まれる[1]。性の健康と類似する概念に「性と生殖の健康と権利：Sexual and Reproductive Health and Right」があり，世界保健機関（WHO），ジョイセフ（JOICEF）

などが具体的な内容を挙げて定義を示している。

〔引用文献〕1)The World Association for Sexual Health(WAS).性の権利宣言.2014. https://worldsexualhealth. net/wp-content/uploads/2014/10/DSR-Japanese.pdf

性被害 ④⑤
sexual victimization

　性犯罪行為を含む性的行為を受けた際の被害の総称である。性犯罪には，暴力的性犯罪と非暴力的性犯罪がある。暴力的性犯罪は，性犯罪強姦，強制わいせつ，強盗強姦，わいせつ目的略取・誘拐である。非暴力的性犯罪は，性的な画像等をその撮影対象者の同意なくインターネットの掲示板等に公表すること，いわゆるアダルトビデオの出演を強要すること，「JK ビジネス」による被害などがある。対象となる行為の範囲と同時に何をもって被害としたかを明確にして使用する必要がある。性被害者のための「性犯罪・性暴力被害者のためのワンストップ支援センター」が全国に設置されている。

性分化疾患（性分化異常）③⑥
disorders of sex development（略）DSD

　性分化の過程に何らかの変異が生じ，性染色体，性腺，内性器，外性器が非典型的である状態の総称。①ターナー（Turner）症候群やクラインフェルター（Klinefelter）症候群などの性染色体異常，②スワイヤー（Swyer）症候群（XY 純粋型性腺形成不全症）やアンドロゲン不応症候群（AIS）などの 46,XY DSD，③先天性副腎皮質過形成などの 46,XX DSD に分類される。
　思春期に診断される症例は内外性器の異常に基づく二次性徴の異常やモリミナ症状で診断されることが多く，一部では外科的治療が必要となる。

〔参考文献〕日本小児内分泌学会. 病気の解説性分化疾患. http://jspe.umin.jp/public/seibunka.html
日本産婦人科医会. 研修ノート. 思春期のケア. https://www.jaog.or.jp/notes/note13259/

性別違和 ①⑥
gender dysphoria

　DSM-5 で，「性同一性障害」から変更された精神障害の診断名。指定さ

れた性別と性自認や性表現の不一致であり，それによる苦痛や社会生活における障害のある状態である。性別を“男”と“女”に限定しないなど対象の範囲が拡大しており「性同一性障害」とまったく同じ内容ではない。さらに，2019 年に WHO で承認された ICD-11 では，「性同一性障害」を「性別不合（仮訳）（Gender Incongruence）」に変更し，精神障害ではなく性の健康に関する状態に分類している。今後，概念，名称，範囲が変更する可能性もある。一般的には，指定された性別への違和感がある状態などとしても使われる。用語の使用時は，範囲を明確にして用いる。

〔参考文献〕American Psychiatric Association. DSM-5（Diagnostic and Statistical Manual for Mental Disorders）精神疾患の診断・統計マニュアル. 東京：医学書院；2014. p 443-452.

さ行

性暴力 ⑤
sexual assault, sexual violence

　わが国の法令用語，行政用語となっている。社会的表現であるので，学術面では根拠をもって定義を明記することとする。

　例：本研究では，性暴力を「性犯罪，配偶者等性暴力，ストーカー行為，セクシュアル・ハラスメントその他特定の者の身体又は精神に対する性的行為で，当該特定の者にとって，その同意がない，対等ではない，又は強要されたものを行うことにより，その者の性的な問題を自ら決定する権利又はその者の性的な問題に関する身体，自由，精神，名誉等の人格的な利益を侵害する行為をいう」と定義した（福岡県性暴力根絶条例第 2 条第 2 項第 4 号）。

セクシュアリティ ②⑥
sexuality

　セクシュアリティとは人間の性である。生物学的性，ジェンダー・アイデンティティ（性的自己同一性，性自認），社会的性役割，性的指向・性自認などの性と欲望にかかわる活動全般を指す語。

103

摂食障害 ⑥
eating disorder

　摂食または摂食に関連する行動に異常がみられる精神障害であり，食物または食物摂取量が変化することや，意図的に嘔吐する，緩下剤を使用するなどして食物が消化管から吸収されることを妨げる方法を用いる。著明な体重減少や成長障害，栄養欠乏，心理社会的機能や人間関係の支障が認められる。神経性やせ症のほか，食事摂取量が少ない，特定の食べ物を避けるなどの「回避・制限性食物摂取症」，著しい過食や自制心の喪失がみられる「過食性障害」，短時間で大量の食物摂取の後，意図的に嘔吐したり下剤を服用したりする「神経性過食症」，食物ではないものを日常的に摂取する「異食症」，一旦嚥下したものを逆流させることを特徴とする「反芻症」を含む。摂食障害は男性よりも女性に多くみられ，個人の特性のみならず，家庭状況・家族との人間関係，心理社会的，文化的要因など複合的な要因によって発生するといわれている。治療は摂食行動を正常化することを目的として，行動療法を中心とした多様な治療方法を用いる。

〔参考文献〕American Psychiatric Association. DSM-5（Diagnostic and Statistical Manual for Mental Disorders）精神疾患の診断・統計マニュアル. 東京：医学書院；2014. p323-347.

セルフマネジメント ④
self management

　一般的には自己管理と訳されることが多い。ライフスタイルセルフマネジメント，キャリアセルフマネジメント等，心理・教育・経営学等の分野で多様な定義がある。医療・保健領域では，慢性疾患や障がいがある人が健康状態を維持するために行う行動等の総称を指す。自己効力感理論のバンデューラ（A. Bandura）の初期の論説から影響を受けた成人の慢性疾患や，小児リハビリ領域の専門家らに取り入れられ，2000（平成12）年には健康教育分野で一般的な概念となった。セルフケアと同様に患者本人の主体性を重視している。与えられた治療処方を遵守するだけでなく，主体的に行動することや，ヘルスプロモーション活動やそれらを支える人的・物理的環境も包含する。思春期は成人期への移行準備期であり，自立に向けたケア計画を立て，自己管理の目標設定，支持的な環境のもとに特定のセルフケア技術を実践す

る機会の提供，親や介護者との役割分担の再設定などが推奨されている。

〔参考文献〕Lozano, P. & Houtrow, A. Supporting self-management in children and adolescents with complex chronic conditions. Pediatrics.2018; 141(Suppl.3): 233-241.
Lorig, K. R. & Holman, H. Self-management education: History, definition, outcomes, and mechanisms. Annals of Behavioral Medicine. 2003; 26(1): 1-7.

尖圭コンジローマ ⑥
condyloma acuminatum

　性交またはその類似行為によってヒトパピローマウイルス 6，11 型などのウイルスに感染し，生殖器等に隆起性の病変を作る疾患である。生殖器とその周辺に発症する。淡紅色ないし褐色の病変で乳頭状，鶏冠状，あるいはカリフラワー状と表現される特徴的な形態を示し，自然治癒が多い良性病変である。好発部位は，男性では陰茎の亀頭部，冠状溝，包皮内外板，陰嚢で，女性では腟，腟前庭，大小陰唇，子宮口，また男女とも，肛門および周辺部，尿道口である。ヒトパピローマウイルスの感染から尖形コンジローマの発症には数週間から 3 ヶ月程度かかるといわれている。本人が治癒しても，パートナーが HPV を保持しているかぎり再感染（ピンポン感染）の可能性がある。また，妊婦で発症した場合には分娩までに治療を終了しなければ垂直感染の可能性がある。

〔参考文献〕国立感染症研究所. 尖圭コンジローマとは．　https://www.niid.go.jp/niid/ja/kansennohanashi/428-condyloma_intro.html

双極性障害 ①
bipolar disorder

　かつて「躁うつ病」とも呼ばれていた。「バイポーラー」は俗表現であり，学術面では用いない。DSM-5 では，躁病エピソード（気分が高揚する，開放的になる，怒りっぽくなるといった気分の変化，気力・活動性の増加が一日の大半を占める状態がほぼ毎日，少なくとも 1 週間以上続くこと）を認める双極 I 型障害と，軽躁病エピソード（気分の変化，気力・活動性の増加を認める期間が 4 日以内）を認める双極 II 型障害に大別される。思春期においては，ADHD，素行症，抑うつ障害などが併存症，代表的な鑑別疾患となる。

〔参考文献〕ベンジャミンJ.サドック,カプラン臨床精神医学テキスト第3版 DSM-5診断基準の臨床への展開.東京：メディカル・サイエンス・インターナショナル；2016.

総合的な学習の時間 ⑤
the period for integrated studies

　1998（平成10）年度の学習指導要領の改訂によって，小学校3年生以上と，中学校，高等学校，養護学校に導入された教育課程である（高等学校では，2018（平成30）年の学習指導要領の改訂によって「総合的な探究の時間」へと変わった）。学校の実態に応じて，国際理解，情報，環境，福祉・健康などの横断的・総合的な課題，児童の興味・関心に基づく課題，地域や学校の特色に応じた課題などを各学校が設定する。略称として，「総合学習」や「総合的学習」と呼ぶ場合もあるが，この「総合的な学習の時間」が導入される以前から，複数の教科の内容を一つの時間にまとめた教育活動を「合科学習」や「総合学習」と呼ぶ場合もあった。

〔参考文献〕文部科学省.小学校学習指導要領（平成29年告示）.2017．https://www.mext.go.jp/content/1413522_001.pdf
文部科学省.中学校学習指導要領（平成29年告示）.2017．https://www.mext.go.jp/content/1413522_002.pdf
文部科学省.高等学校学習指導要領（平成30年告示）.2018．https://www.mext.go.jp/content/1384661_6_1_3.pdf

造腟 ⑥
colpoplasty, neovagina construction

　Mayer-Rokitansky-Küster-Hauser（MRKH）症候群のような先天性の性分化疾患に伴う腟欠損・形成不全や，性同一性障害の性別適合手術において，腟を形成する手術をいう。性交渉を可能にする目的と，機能性子宮を有する場合は妊娠の可能性も考慮して施行する。

早発卵巣不全 ⑥
premature ovarian failure, primary ovarian insufficiency（failure）

　40歳未満で卵巣性無月経となったもの。本症には早発閉経と，卵巣に卵胞が存在するのにもかかわらず高ゴナドトロピン血症性無月経を呈するゴナ

ドトロピン抵抗性卵巣症候群の両者を含む。さらに本病態には二次性徴が発来すべき年齢で卵巣機能が著しく低下あるいは廃絶している状態も含まれ、このような場合は遅発思春期、原発性無月経を呈する。

続発(性)無月経 ⑥
secondary amenorrhea

いったん発来した月経が 3 ヶ月以上停止したものをいう。ただし、妊娠、授乳などの生理的無月経は除く。3 ヶ月という期間は単なる月経発来の遅延と、希発月経との境界を引くために設定されたものである。視床下部−下垂体−卵巣−子宮系のいずれの部位の障害でも発症する。また、甲状腺性や副腎性のものもある。思春期において、本疾患の緊急対応が必要なものとして、栄養状態が不良による神経性食欲不振症がある。

素行症 ①
conduct disorder

思春期にみられる持続的な行動パターンで、攻撃性と他者の権利の侵害を特徴とする。「素行不良」は俗表現であり、学術面では用いない。他人および動物に対する攻撃性、所有物の破壊、虚偽性や窃盗、重大な規則違反などの 3 つ以上の行動が過去 12 ヶ月の間に存在することなどにより診断される。

〔参考文献〕ベンジャミン J．サドック，カプラン臨床精神医学テキスト第3版 DSM-5診断基準の臨床への展開，東京：メディカル・サイエンス・インターナショナル；2016．

SOGI ②⑤
sexual orientation and gender identity

異性愛や同性愛など性的な対象とする性を意味する性的指向（Sexual Orientation）と自分の性別をどう感じているのかという自己認識の概念である性自認（Gender Identity）の頭文字をとった頭字語である。ソジと読む。学校教育分野では、2016（平成 28 年）に文部科学省が作成したパンフレット「性同一性障害や性的指向・性自認に係る、児童生徒に対するきめ細かな対応等の実施について（教職員向け）」において登場した用語である。

SOGI のほか，性的表現（Gender Expression）の E を加えて SOGIE（ソジー），さらに性的特徴（Sexual Characteristics）を加えた SOGIESC（ソジースク）という言葉も使用されている。SOGI と LGBT との用法の違いは，例えば，女性・黒人・外国人が人を表し，性別・人種・国籍が属性や特徴を表すのと同様に，LGBT が人を表すのに対し，SOGI は属性や特徴を表す用語である点にある。

〔参考文献〕LGBT法連合会編. 日本と世界のLGBTの現状と課題. 京都：かもがわ出版；2019.

ソーシャル・インクルージョン ④
social inclusion

すべての人々を孤独や孤立，排除や摩擦から援護し，健康で文化的な生活の実現につなげるよう，社会の構成員として包み支え合うことである。「社会的包容力」「社会的包摂」と訳されることがあり，「社会的排除」の対義語である。多様性を認めるという意味の「ダイバーシティ」と同義に扱われることがあるが，「ソーシャル・インクルージョン」は構成員として一人ひとりの相互機能があるところに違いがある。

ソーシャルサポート ①
social support

周囲のさまざまな人から得られる援助。情緒的サポート（慰め，共感，保証）と道具的サポート（物資や情報の提供，助言や助力）に分かれる。思春期においては，家族関係に葛藤がある場合はサポート自体がストレス因となりうること，過剰なサポートは依存傾向を助長し自己評価低下の要因ともなることがある。

〔参考文献〕加藤敏. 現代精神医学辞典. 東京：弘文堂；2016.

ソーシャルワーカー ②⑤

social worker（略）SW

　社会福祉援助（ソーシャルワーク）の実践者であり，広義では社会福祉に関する業務に従事する人を指す。さまざまな領域にソーシャルワーカーが従事しており，医療現場等に従事する医療ソーシャルワーカー（MSW：Medical Social Worker），精神保健福祉領域に従事する精神科ソーシャルワーカー（PSW：Psychiatric Social Worker），教育現場等に従事するスクールソーシャルワーカー（SSW または SSWer：School Social Worker），地域福祉の推進を図るコミュニティソーシャルワーカー（Community Social Worker）などがある。論文等に「SW」や「MSW」等と記述する際は，正式名称の後「以下，SW とする」といった注意書きがあることが望ましい。また国家資格である社会福祉士や精神保健福祉士の取得者を「ソーシャルワーカー」と称することがあるが，前者は資格名であり，後者は業態であるので同義ではない。

大うつ病性障害 ①
major depressive disorder

　「うつ病」とも訳され，抑うつ気分，興味や喜びの減退の2大症状に加え，体重減少，睡眠障害，疲労感，集中力の減退などの5つ以上の症状が2週間連続して存在することなどで診断される。「プチうつ」「陰キャ」は俗表現であり，学術面では用いない。思春期のうつ病は珍しくなく，身体的愁訴や幻覚・妄想などを呈することが多い。

〔参考文献〕ベンジャミン J. サドック. カプラン臨床精神医学テキスト第3版 DSM-5診断基準の臨床への展開. 東京：メディカル・サイエンス・インターナショナル；2016.

ダイエット ①③
diet

　減量や痩せるための食事制限，または，食事制限をして減量することの俗表現である。後者の場合，食事制限に運動を併用することも含む。英語の"diet"は，食べ物，日常的の食事，食生活，食事療法，食事制限，などの意味であるが，俗表現として使用される"ダイエット"は，狭義に使用されている。学術面で使用する場合は，"肥満症治療のための食事制限"のように，目的，対象，方法が明確になるように定義する。思春期は，急激な身体の変化を通じて自己受容の不一致などを生じやすい。わが国における女子のボディーイメージはやせ志向が強く，自己流の食事制限を行いやすい。

〔参考文献〕厚生労働省. 生活習慣病予防のための健康情報サイトe-ヘルスネット. https://www.e-healthnet.mhlw.go.jp/information/dictionary/metabolic/ym-090.html

体重減少性無月経 ⑥
amenorrhea due to weight loss

　短期間に体重が減少することによって引き起こされる無月経。3ヶ月から6ヶ月以内に，体重が15〜20%以上減少すると無月経になることが多い。原因として，神経性食欲不振症（anorexia nervosa）があるが，美容のため

の自発的な食事制限や過度なスポーツ活動などがある。部活動における過度の運動も要因となることがある。

態度 ③
attitudes

　態度は行動と関連している。行動を形成する，もしくは行動を変容させるためには，まずは態度を把握する。態度は，クレッチ（D. Krech）によれば，3 つの成分に分解される。①認知成分，②感情成分，そして③行動傾向成分である [1]。このうち，人の感情を他者がコントロールすることは難しいので，健康教育や公衆衛生では，①認知成分と③行動傾向成分へのアプローチが主となる。性行動を例にすると，下記の 2 つの態度指標によって望ましい性行動が予測されることがわかっている。その 2 つとは，①認知成分の態度指標である「性行動は相手の体や心を傷つける可能性があると思う」と，③行動傾向成分の態度指標である「自分の体を大切にしている」である [2]。

〔引用文献〕1）Krech D., et al. Individual in Society：McGraw-Hill Book Company；1962. p 140.
2）樋口善之，他.「健やか親子21」〈思春期の保健対策の強化と健康教育の推進〉における指標の見直しに関する研究. 厚生労働科学研究費補助金子供家庭総合研究事業「健やか親子21を推進するための母子保健情報の利活用および思春期やせ症防止のための学校保健との連携によるシステム構築に関する研究」平成19〜20年度総合研究報告書（主任研究者：山縣然太朗）. 2009；113-132.

ターナー症候群 ⑥
Turner syndrome

　45,X を代表とする性染色体異常症で，X 染色体モノソミーのほかに，i（Xq），Xp-，Yp- などの構造異常，および，種々のモザイクなどが含まれる。臨床的には，低身長，性腺異形成，特徴的な身体徴候により特徴づけられる。性腺異形成は，卵母細胞の早期死滅による卵胞形成不全が原因である。卵母細胞が思春期前にほぼすべて消失したときは原発性無月経となり，思春期年齢を過ぎて 40 歳前に消失したときは続発性無月経となる。45，X では，20％程度の患者が続発性無月経を示す。稀に，妊娠・分娩した患者が報告されている。性腺異形成の程度は，減数分裂時の相同染色体対合不全の程度に相関する。特徴的な身体徴候は，外反肘や第 4 中手骨短縮などの骨格徴候，翼状頚やリンパ浮腫などの軟部組織徴候，大動脈縮窄や馬蹄腎などの内臓疾

患徴候に大別される。現在，ターナー（Turner）症候群の正確な定義はない
が，通常の染色体検査で認識される染色体異常と上記の臨床症状の少なくと
も一つが存在するとき，ターナー症候群と診断してよいと考えられている。

〔参考文献〕小児慢性特定疾病情報センター. ターナー症候群. 2014. https://www.shouman.jp/disease/
details/05_41_088/

地域子ども・子育て支援事業 ⑤
child care support service

　わが国の法令用語，行政用語である。市町村が，子ども・子育て家庭等を
対象とする事業として，市町村子ども・子育て支援事業計画に従って実施す
る各種事業の総称である（子ども・子育て支援法第 59 条）。「地域子育て支
援拠点事業」，「養育支援訪問事業」，「子育て短期支援事業」など，多くの事
業がある。「地域子ども・子育て支援事業」は総称であるので，用語の使用
時は各種事業を明示する。

チック症 ①
tic disorder

　突発的，急速，反復性，非律動性の運動または発声である。まばたきや顔
をしかめるといった運動チックと，咳払いや奇声を上げるといった音声チッ
クがある。意思と無関係に突然手や足が突っ張り全身を硬直させる「ひきつ
け」「痙攣」とは異なる。チックの多くは一過性であり，治療を要すること
なく消失する。

〔参考文献〕尾崎紀夫. 標準精神医学第7版. 東京：医学書院；2018.

腟欠損症 ⑥
absence of the vagina

　胎生期における Müller 管と泌尿生殖洞の発育・癒合障害により腟が存在
しない先天異常である。全腟欠損，上部腟欠損，下部腟欠損に分類（Capra-
ro の分類）されるが，全腟欠損で機能性子宮をもたない Rokitan-

sky-Küster-Hauser 症候群（MRKH 症候群）が最も頻度が高い。この場合，卵巣，卵管は存在し，卵巣機能は正常で，外陰，乳房などの二次性徴は正常に発育している。泌尿器系の先天異常を伴うことが多い。

知的障害 ①③
mental retardation

　精神科の診断で使用される ICD-10 では「知的障害（精神遅滞）」，DSM-5 では「知的能力障害（知的発達症）」とされている。知的障害者福祉法には「知的障害」についての定義は明示されておらず，厚生労働省が実施する全国の在宅障害児・者数を把握する調査である「生活のしづらさなどに関する調査（全国在宅障害児・者等実態調査）」においては，療育手帳所持者を対象としている。療育手帳は国の通知およびガイドラインに基づいて，都道府県および政令指定都市が実施要領を定め，これに基づいて発行されている。知的障害児・者を対象とする研究を実施する場合は，用語とともにその定義を明確にすることが肝要である。

知能検査 ③⑥
intelligence test

　ビネー（A. Binet）とシモン（Th. Shimon）が開発した，精神発達水準を評定する方法。あらかじめ特定年齢の子どもたちの 50％から 75％が正しく答えられるテスト項目を作っておき，その項目に答えられれば特定年齢の発達水準に達していると評定する[1]。思春期にはウェクスラー式知能検査が用いられ，5 歳から 16 歳 11 ヶ月までは WISC，16 歳以降 74 歳 11 ヶ月までは WAIS がある[2]。全体的な知能指数（IQ）だけでなく知覚推理，言語理解，ワーキングメモリ，処理速度の 4 つの下位検査[3]からそれぞれの領域における能力を評価し，より具体的な支援を検討できる特徴がある。
　児童期の半ばを過ぎると，後の時点で測定した知能指数との相関が高くなることがわかっているが，身体的条件，環境条件，あるいは心理的適応の変化によって変動することがある。また学年進行に伴う教育内容の変化も影響を与える[4]ことに留意する。

（引用文献）1）鹿取廣人, 杉本敏夫, 鳥居修晃, 河内十郎. 心理学第5版補訂版. 東京：東京大学出版会；2020. p 237.
2）長尾博. 図表で学ぶ心理テスト─アセスメントと研究のために─. 京都：ナカニシヤ出版；2012. p 26.
3）山村豊, 高橋一公. 系統看護学講座　基礎分野心理学第6版. 東京：医学書院；2017. p 71.
4）小嶋秀夫, 森下正康. 児童心理学への招待［改訂版］学童期の発達と生活. 東京：サイエンス社；2009. p 107.

注意欠如・多動性障害 ①②③
attention-deficit/hyperactivity disorder（略）ADHD

　年齢あるいは発達に不釣り合いな注意力，および/または衝動性，多動性を特徴とする行動の障害で，社会的な活動や学業の機能に支障をきたすものである。また，7歳以前に現れ，その状態が継続し，中枢神経系に何らかの要因による機能不全があると推定される。多動や衝動性は青年期に改善することが多いが，不注意は成人まで症状が残ることが多い。ADHDに伴う不注意，多動性・衝動性は日常生活の困難と直結する。それに加え，ADHDとともに日常生活を送ることによって心理的な傷つきや精神的不調を抱え，それが日常生活の支障となることもあり，これらを二次障害という。心理的社会的治療，および中枢神経刺激薬を中心とする薬物療法が行われる。

　AD/HD，AD-HDなどのように，間に記号は入れないこと。DSM-IIIまで使われていた注意欠陥障害（Attention-Deficit Disorder: ADD）は使用しない。また，「注意欠陥」「多動症」という用語は使用しない。

（参考文献）文部科学省. 今後の特別支援教育の在り方について（最終報告）参考資料3定義と判断基準（試案）等. 2021. https://www.mext.go.jp/b_menu/shingi/chousa/shotou/054/shiryo/attach/1361233.htm
塩野義製薬株式会社, 武田薬品工業株式会社. 知って向き合うADHD教育関係者向け. https://www.adhd-info.jp/educators/adhd-about/deuteropathy.html

中1ギャップ ⑤
first year of junior high school gap

　不登校やいじめ等の問題行動が，小学校6年生から中学校1年生に急増する現象を中1ギャップと称していたが，小学校と中学校との違いによって発生する環境への不適応とされる状況から，授業についていけないなど，小中学校間の接続の問題全般に用いられている。環境の違いそのものを「ギャップ」として使用することがあるが，多くは中学1年生の生徒数の急増を示す。学術論文等で使用する場合は，中学校1年生の生徒が抱えるどの部分を問題視してのことかを明言する。また，公的な定義は存在しないこ

とから，「いわゆる『中1ギャップ』」と記載する方が望ましい。

出会い系サイト ①⑤
dating service sites

　出会いの場を提供するインターネットサイトの総称である。主に男女間の出会いの場を提供する。ウェブサイトやマッチングアプリ等を使用した恋人を探す「恋活サイト」，結婚相手を探す「婚活サイト」などがある。学術用語ではない。1990年代に結婚を支援するサイトが出現し，その後，携帯電話の普及に伴い若者の援助交際や売春，詐欺，さらには暴行や殺人などの犯罪の温床となった。多発する犯罪から児童を保護するために「出会い系サイト規制法（2003（平成15）年）」が制定され，出会い系サイトを介した児童買春を含む事犯は減少した。本法律では，「出会い系サイト」を①異性の出会いの場，②異性交際に関する情報の閲覧，③異性交際希望者1対1の連絡，④反復継続する提供という用件を満たすもの，としている。社会的表現であることから，学術面で用いる際には，文脈を含め明確に定義して使用する。

低用量エストロゲン・プロゲスチン配合薬 ②
low dose estrogen progestin（略）LEP

　低用量のエチニルエストラジオールとノルエチステロン，ドロスピレノンまたはレボノルゲストレルを含むエストロゲン・プロゲスチン配合薬。本邦では，「月経困難症」「子宮内膜症」に対し保険適用として使用する。

低用量経口避妊薬 ②
oral contraceptive（略）OC

　低用量のエチニルエストラジオールとノルエチステロン，レボノルゲストレル，デソゲストレル，またはドロスピレノンを含むエストロゲン・プロゲスチン配合薬。避妊を目的として使用し，oral contraceptives の頭字語であるOCと略される。一般的にはピルと呼ばれている。わが国では自費診療で処方される。

停留精巣 ⑥
cryptoorchism, retained testicle, retentio testis, undescended testis

た 行

精巣が本来の下降経路の途中で停留して，陰嚢内に降りていない状態。特に両側では無精子症や乏精子症の原因となり，男性不妊につながる。また，無治療例では精巣悪性腫瘍の発生率が5倍程度上昇するといわれている。乳幼児期の健診などで見つかることが多いが，思春期以降では，陰嚢内に精巣を触知できないことで本人が気づき発見されることもある。一般的には手術療法（精巣固定術や精巣摘出術）が行われることが多い。

〔参考文献〕吉田修. ベッドサイド泌尿器科学 改訂第4版. 東京：南江堂；2013. p 1011-1013.
日本泌尿器科学会. 急性陰嚢症診療ガイドライン2014年版. 東京：金原出版；2014. p 6-14.

適応障害 ①
adjustment disorder

ストレス要因により引き起こされる情緒面や行動面の症状で，社会的機能が著しく障害されている状態である。抑うつや不安などの症状を呈するが，うつ病や不安障害と異なり，社会生活上のストレスにより引き起こされ，ストレス要因が取り除かれると症状が改善することが特徴である。

〔参考文献〕厚生労働省. みんなのメンタルヘルス総合サイト. https://www.mhlw.go.jp/kokoro/know/
dicoaco_adjuctmont.html

デートDV ②④⑤
dating violence

交際中のカップル間で起こる暴力のことを指す。この暴力は，身体的暴力に限らず，精神的暴力，経済的暴力，性的暴力が含まれ，SNSやインターネット等を介したものをデジタル暴力と呼ぶこともある。配偶者間における暴力をDV（ドメスティック・バイオレンス）と呼ぶのに対し，同様の暴力が婚姻関係にはない思春期や若年カップルにも発生していることから，デートDVという用語が使用されるようになった。

2001（平成13）年に成立したDV防止法（現在の正式名称は「配偶者からの暴力の防止及び被害者の保護等に関する法律」）では，2013（平成25）

年の改正によって，法律婚による配偶者に限らず，生活の本拠をともにする交際相手からの暴力も対象になったが，デートDVのような生活の本拠をともにはしていない交際相手からの暴力は，適用外とされる。

〔参考文献〕橋本紀子, 田代美江子, 関口久志編. ハタチまでに知っておきたい性のこと[第2版]. 東京：大月書店；2017.

てんかん ①
epilepsy

　脳が反復的に電気的に異常興奮するために，てんかん発作が出現する疾患である。発作時に脳波を記録すると，てんかん性突発波が記録されることが多い。てんかんの出現頻度は一般人口の 0.5 ～ 1.0％である。基本的には小児科疾患であり，多くが小児期から思春期にかけて発症する。てんかんは臨床発作型を基礎に，全般てんかんと部分てんかんに分けられる。さまざまな抗てんかん薬の定期的な服用によって，てんかん発作はコントロールされることが多くなり，日常生活や社会生活に支障が出ることは少なくなった。

　ひらがなで表記すること。癲癇（漢字表記）は差別的意味を含むので使用しない。「てんかん発作」は，てんかんによる発作であるため，「てんかん」という病名と区別すること。「転換性障害」はまったく異なる疾患であるので混同しないように注意すること。

〔参考文献〕UCBJapan. てんかんinfo. https://www.tenkan.info/about/epilepsy/about_01.html

統合失調症 ①
schizophrenia（略）SZ

　発症妄想や幻覚（主に幻聴）を主体とする陽性症状と，思考障害や感情鈍麻，自発性の低下といった陰性症状で特徴づけられる精神疾患である。思春期から青年期に発症のピークがみられる。その症状と経過により，解体型，妄想型，緊張型の3つの病型に大別される。人口のおよそ1％に認められる疾患で，遺伝的要因だけでなく，環境要因も関係している。脳の神経伝達物質の一つであるドパミンの調節が崩れていると考えられており，治療としては，ドパミン受容体を遮断する抗精神病薬が用いられる。近年では，陽性症

状だけでなく，陰性症状にも効果のある新しいタイプの抗精神病薬も出てきており，その効果に期待されている。

旧名である「精神分裂病」「分裂病」は使用しない。また，「精神病」という用語は歴史的には統合失調症と同様の意味で用いられることがあるが，差別的な意味合いを含むため使用しない。

〔参考文献〕山形大学医学部発達精神医学分野. 用語集. 2007. https://www.id.yamagata-u.ac.jp/NP/html/yougo.html

道徳（特別の教科）⑤
the morality period

1958（昭和33）年の学習指導要領の改訂によって小学校と中学校に設けられた教育課程である。2015年（平成27）学習指導要領の一部改訂によって「特別の教科」となり，検定教科書が使用され，児童生徒に（数値ではなく文章によって）評価が付けられるようになった。小学校と中学校の学習指導要領では，学校における道徳教育は「学校の教育活動全体を通じて行う」ものであるから，「特別の教科である道徳」だけではなく，これを要としつつ，各教科，総合的な学習の時間，特別活動においても，道徳教育を行うとされる。そのため，学校教育における道徳を論じる場合には，「特別の教科である道徳」を指すのか，「学校の教育活動全体を通じて行う」ものを指すのかを明確にする。

〔参考文献〕文部科学省. 小学校学習指導要領（平成29年告示）. 2017. https://www.mext.go.jp/content/1413522_001.pdf
文部科学省. 中学校学習指導要領（平成29年告示）. 2017. https://www.mext.go.jp/content/1413522_002.pdf

特定相談支援⑤
specified consultation support

わが国の法令用語，行政用語である。障害者および障害児の相談支援事業のうち，基本相談支援および計画相談支援を行う事業である。基本相談支援は，障害者や障害児の保護者等を対象に，地域の障害者等の福祉に関する各般の問題に関する相談に応じ，必要な情報の提供および助言を行うものであり，一般相談支援，特定相談支援のいずれにおいても実施される。計画支援

は，障害者や障害児の保護者等を対象に，障害福祉サービス等利用計画を作成するサービス利用支援，および支給決定されたサービス等の利用状況の検証を行う継続利用サービス支援がある（障害者の日常生活及び社会生活を総合的に支援するための法律第5条第18項）。相談支援事業には「一般相談支援」，「特定相談支援」，「障害児相談支援」の3つの事業があり，用語の使用時は事業名まで明示する。

特別活動（教科外活動領域）⑤
special activities

　小学校・中学校・高等学校の教科外活動の一つで，各教科・特別の教科である道徳・外国語活動・総合的な学習の時間（高等学校は総合的な探究の時間）以外の正規の教育課程はこれに該当する。小学校は学級活動・児童会活動・クラブ活動・学校行事，中学校は学級活動・生徒会活動・学校行事，高等学校はホームルーム活動・生徒会活動・学校行事で構成される。学活と略される学級活動やLHRと呼ばれるロングホームルームは，この特別活動の一部である。また，中学校や高等学校の部活動は，特別活動には位置付けられておらず，正規の教育課程の枠外である。

〔参考文献〕文部科学省. 小学校学習指導要領（平成29年告示）. 2017. https://www.mext.go.jp/content/1413522_001.pdf
文部科学省. 中学校学習指導要領（平成29年告示）. 2017. https://www.mext.go.jp/content/1413522_002.pdf
文部科学省. 高等学校学習指導要領（平成30年告示）. 2018. https://www.mext.go.jp/content/1384661_6_1_3.pdf

特別支援教育 ⑤
special needs education

　障害のある幼児児童生徒の自立や社会参加を支援するという視点から，個々の教育的ニーズを把握してその能力を高め，生活や学習上の困難を改善または克服のための適切な指導および支援のことをいい，特別な支援を必要とする幼児児童生徒が在籍するすべての学校において実施される。特別支援教育は，障害のある幼児児童生徒への教育にとどまらず，障害の有無やその他の個々の違いを認識しつつさまざまな人々が生き生きと活躍できる共生社会の形成の基礎となるものである。

（参考文献）文部科学省初等中等教育局長．特別支援教育の推進について（通知）．2007． https://www.mext.go.jp/b_menu/shingi/chukyo/chukyo3/044/attach/1300904.htm

特別支援教育コーディネーター ⑤
special needs education coordinator

　各学校における特別支援教育の推進のため，特別支援教育のコーディネーター的（調整係的）な役割を担う教員のことをいい，その主な役割は，校内委員会・校内研修の企画・運営，関係諸機関・学校との連絡・調整，保護者からの相談窓口などである。各学校の校長は，「特別支援教育コーディネーター」を指名し，校務分掌に明確に位置付け，特別支援教育コーディネーターが，学校において組織的に機能するよう努めることとされている。

特別児童扶養手当 ⑤
special child rearing allowance

　わが国の法令用語，行政用語である。20歳未満の障害児を監護・養育する父母等に手当を支給する制度である（特別児童扶養手当等の支給に関する法律）。「児童扶養手当」は，父母の離婚・死亡などによって，父または母と生計を同じくしていない児童（ひとり親世帯に暮らす児童）について，手当を支給する制度である（児童扶養手当法）。や，父母の数や障害の有無にかかわらず児童を養育する父母や保護者に支給される「児童手当」（児童手当法）とは，根拠法，制度の目的，対象が異なるため，用語の使用時には混同しないよう留意する。また，障害児の父母等に手当を支給する「特別児童扶養手当」に対し，障害児本人に手当を支給する「障害児福祉手当」とも区別する。

トランスジェンダー ②
transgender

　LGBTQの，「T」に該当するセクシュアルマイノリティ。出生時に診断された性別が自身の性同一性と異なる人。

仲間関係 ⑥
peer relationship

　心理学の用語で，級友関係・交友関係と同義に用いられることも多いが，厳密には，かなり限定された小集団（仲間集団）における相互に親和的で，相互影響性を共有する同年齢の児童・生徒間の人間関係をいう。児童期から青年期にかけての仲間関係は，社会的地位や役割の獲得・学習，集団規範への同調・遵守，自己意識，孤独感・疎外感やフラストレーションの経験と解消など，社会的発達や自我形成にとって非常に重要な役割を果たすと考えられている。仲間関係には，発達段階に応じて「ギャング」「チャム」「ピア」と呼ばれるグループがあり，「チャム」は，サリヴァン（H. S. Sullivan）が青年期前期における同性同輩の親密な友人を「chum」と定義したことに由来する。用語を用いる際には，発達段階の区分や仲間関係の性質などを明確に定義して用いる。

〔参考文献〕H. S. サリヴァン, 中井久夫ら訳. 精神医学は対人関係論である. 東京：みすず書房；1990.

二次性徴 ①④⑥
secondary sex character/characterization

　わが国の学術面では secondary を「二次」と訳しており，second の訳となる「第二次」とは区別している（例．二次予防：secondary prevention）。すなわち，「第二次性徴」を用いず，「二次性徴」を用いることとする。同様に，primary sex character は「一次性徴」，tertiary sex character（主に社会的性差を指す）を「三次性徴」とする。すなわちこの意味（primary-secondary-tertiary）は，first-second-third のように時の順番を示しているわけではなく，重要度・基盤度の順番を指している。ゆえに，一次性徴のあとに二次性徴が来るというのは理論的に誤りである（同時でもよい）。ちなみに sex character とはオスとメスの差異のことである。つまり「一次性徴」「二次性徴」「三次性徴」とは，オスとメスの差異を見分けるための重要度・基盤度を意味している。

乳房発達 ④
breast development, thelarche

　女性の思春期の二次性徴の一つ。新生児期の乳房腫大および男性の思春期，成熟期にみられる女性化乳房を含まない。また女性の成熟期における乳房の大きさの変化の意味では使用しない。タナー（J. Tanner）によるタナー段階（Tanner scale）による乳房発育は5つの段階で示される〔1度：（思春期前）乳頭のみ突出，2度：（蕾の時期）乳房，乳頭がややふくらみ，乳頭輪径が拡大，3度：乳房，乳頭輪は更にふくらみを増すが，両者は同一平面上にある，4度：乳頭，乳頭輪が乳房の上に第二の隆起を作る，5度：（成人型）乳頭のみ突出して乳房，乳頭輪は同一平面となる〕。

　乳房の発達には年齢よりも初経の時期が関係し，Ⅱ段階は初経前1年ごろ，Ⅲ段階が初経の頃，Ⅳ段階が初経後1年～3年であり，ⅠからⅤ段階までは約4年間を要する。乳房発達が，7歳6か月前に開始すると早発思春期，11歳までに開始しない場合には遅発思春期という。

〔参考文献〕大山建司. 思春期の発現. 山梨大学看護学会誌. 2004：3（1）；3-8.
株式会社ワコール広報室.「初経」をキーにした現代ティーンの成長と体形変化について. 2005. https://www.bodybook.jp/library/pdf/W-P-6.pdf.

認知行動療法 ①
cognitive behavioral therapy（略）CBT

　「現実の受け取り方」や「ものの見方」を認知といい，認知に働きかけて，心理的ストレスを軽減していく精神療法である。認知には，何かの出来事があった時に瞬間的にうかぶ考えやイメージがあり「自動思考」と呼ばれる。「自動思考」が生まれるとそれにより，いろいろ気持ちが動き行動することになる。ストレスへの対処法を身につけるために，「自動思考」に気づき，考え方を軌道修正させることで症状の改善を図る。認知療法や行動療法は，現在では認知行動療法とほぼ同義で扱われている。特別な理由がない限りは「認知行動療法」という名称で統一すること。

〔参考文献〕大野裕. 認知療法活用サイト. http://mh.cbtjp.net/cbt/

認知発達段階説 ③⑥
theory of cognitive development

な行

　ピアジェ（J. Piajet）によって提唱された概念で，認知発達において行為の下書きであるシェマや表像上の行為で可逆的性質をもつ操作という操作的側面が自立的に発達し，知覚，イメージ，記憶などの形像的側面がその影響を受けて段階的に発達する。同化と調整という認知の機能は不変であり，発達段階の特徴は領域一般的な論理構造で説明できる[1]。認知や思考の仕方に着目して操作期を「感覚運動期」の乳児期のシェマの構造で特徴づけられる0〜2歳，「前操作期」は幼児期の自己中心的，論理より知覚に基づく判断が優位な2〜7歳，「具体的操作期」は児童期の具体的事象に論理的思考を適用できる7〜12歳，「形式的操作期」は12歳以降で青年期（思春期）の組み合わせ思考や仮説演繹的思考，生起していないことや抽象的なことに論理を適用できる。この形式的操作の発達段階が，思春期に当てはまる[2]。

〔引用文献〕1）藤永保. 最新心理学辞典. 東京：平凡社；2013. p 590-591.
2）中島義明, 安藤清志, 子安増生, 坂野雄二, 繁桝算男, 立花正夫ら. 心理学辞典. 東京：有斐閣；2004. p 668-669.

妊孕性 ⑥
fertility

　妊娠するための力のこと。妊娠が成立するためには男性の精子と女性の卵子が受精する必要がある。よって男性では精巣，女性では卵巣の機能が妊孕性に必要な要素である。妊娠するために必要な男女の生殖機能が低下すると妊孕性が低下してしまう。思春期において妊孕性が低下するのはがんの治療によることが多い。がん治療で行われる手術，抗がん剤，放射線治療すべてが妊孕性の低下につながる。生命を次の世代につなぐためにもがん治療であったとしてもできるだけ妊孕性を温存する治療が考慮されるべきである。

ノーマライゼーション ④
normalization

　特に障害者福祉の領域で使われ始めた用語であり，障害のある人が障害の

ない人と同等に生活し，ともにいきいきと活動できる社会を目指すという理念である。ノーマライゼーションが標準化や正常化という意味があることから，ノーマライゼーションは障害者をノーマルにすることと捉えられることがあるが，あくまで障害のある人にノーマルな生活条件を提供することが主たる考え方であり，障害の有無に関係しない共生社会を目指すことが目的である。現在は障害のある人に限らず，社会的支援を要する人全体に共通する理念である。

梅毒 ⑥

syphilis/lues

　梅毒トレポネーマ（*Treponema pallidum subsp. pallidum*）を病原体とする性感染症である。梅毒トレポネーマは低酸素状態でしか長く生存できないため，感染経路は感染者との粘膜の接触を伴う性行為や疑似性行為に限定される。感染後 3 ～ 6 週間程度の潜伏期を経て，経時的にさまざまな臨床症状が逐次出現し，軽快を繰り返す。したがって感染に気づきにくく治療が遅れやすい。感染後約 3 週間後程度は第Ⅰ期とされ，感染部位の病変がみられる。梅毒トレポネーマが進入した局所に，初期硬結，硬性潰瘍が形成され，無治療でも数週間で軽快する。第Ⅰ期梅毒の症状が一旦消失したのち 4 ～ 10 週間の潜伏期を経て，第Ⅱ期梅毒が現れる。手掌・足底を含む全身に血行性に多彩な皮疹，粘膜疹，扁平コンジローマ，梅毒性脱毛等が出現する。第Ⅰ期，第Ⅱ期梅毒を早期顕性梅毒といい，第Ⅰ期と第Ⅱ期の間，第Ⅱ期の症状消失後の状態等，梅毒血清反応陽性で顕性症状が認められないものを潜伏梅毒という。無治療の場合，約 1/3 で晩期症状が起こってくる。長い（数年～数十年）の後期潜伏梅毒の経過から，長い非特異的なゴム腫，進行性の大動脈拡張を主体とする心血管梅毒，進行麻痺，脊髄癆等に代表される神経梅毒に進展する。梅毒に罹患している母体から胎盤を通じて梅毒が胎児に伝播されると，多臓器感染症が表れ，これを先天性梅毒という。

〔参考文献〕国立感染症研究所. 梅毒. https://www.niid.go.jp/niid/ja/syphilis-m-3/syphilis-iasrtpc/9342-479t.html

箱庭療法 ③⑥

samdplay therapy

　木箱のなかに砂を敷き，ミニチュアの玩具を自由に並べることによって，自分の内界を表現する心理療法である。カルフ（D. M. Kalff）が言語表現の稚拙である年齢の子ども用に考案した遊戯療法であるが，現具を手に取って砂箱の上に置く動作ができれば誰にでも実施可能[1]であり，言語表現を必要としないため，現在は幼児から高齢者まで幅広い年齢を対象としている。

箱庭療法の技法は特に思春期に受け入れられやすいとされている。感受性が高く，内向的な彼らの心情が言語を用いることなく表出可能であること，遊ぶというより制作する形をとることや，面接室で行うという枠の守りに，箱という守りが加わり，安心して表現できることがその理由である。また，砂や玩具に触れる経験が退行を促し，児童・生徒の防衛的な固さがほぐれ，自由なイメージ表現が賦活される効果は言葉によるカウンセリングでは得られにくく[2)]，箱庭療法の特徴である。

（引用文献）1）日本学校教育相談学会（JASCG）. 58箱庭療法. 58-1　https://jascg.info/wp-content/uploads/2015/03/58b91ff522d66303a6bb74b2258a1fa9.pdf
2）日本学校教育相談学会（JASCG）. 58箱庭療法. 58-2　https://jascg.info/wp-content/uploads/2015/03/58b91ff522d66303a6bb74b2258a1fa9.pdf

発育 ③④
growth, growth and development

　発育の意味は，分野によって異なる。保健体育分野では「発育」は体の形や大きさの変化を，「発達」は体の働きの変化として捉えるのが一般的である。小児科学や小児保健学の分野では，「成長」は身長や体重などの計測できる変化を，「発達」は生理学的，機能的な成熟のことを意味し，成長と発達は相互に密接に関わっており，両者を合わせて「発育」と呼ばれる。思春期学の対象は，このどちらの分野も含むため，用語を統一することは難しい。体の大きさの変化の意味で「発育」を用いる場合は「身体的発育」のように，その内容を限定するように用い，成長，発達を合わせた意味で「発育」を用いる場合は，単に「成長・発達」と表記するか，文章の初出に「発育（成長・発達）」と表記することで，「発育」の意味を明確にして用いる。

発達検査 ③⑥
developmental examination

　精神運動機能の発達状況の把握，発達障害を早期発見して適切な支援につなげることを目的に実施される。同年齢の子どもの平均的な発達を基準とし，発達上の遅れやゆがみを見つける発達スクリーニング検査や精密な発達検査がある。小児期から成人までを対象年齢とした主な発達検査法のスケールには，発達の遅れや偏りを多面的に評価する新版K式発達検査（0 〜 13歳）

や K-ABC（2 歳 6 ヶ月〜12 歳 11 ヶ月）などがある。対象となる子どもの
アセスメントにおいては，知能検査である田中ビネー式知能検査（1 歳〜成
人），WISC（5 歳〜16 歳 11 ヶ月）なども発達検査に含まれることがあるが，
学術的には区別する方が望ましい。

発達障害 ①⑤
developmental disability

　2004（平成 16）年に施行された「発達障害者支援法」では，発達障害の
定義において，「自閉症，アスペルガー症候群その他の広汎性発達障害，学
習障害，注意欠陥多動性障害その他これに類する脳機能の障害」としている
が，「精神疾患の診断・統計マニュアル第 5 版（DSM-5）」では，アスペル
ガー症候群や広汎性発達障害などの診断分類が廃止され，「自閉スペクトラ
ム症」という新分類に統合された。その他，「限局性学習症」，「注意欠如・
多動症」など，発達障害者支援法における定義と大きく変わっている。障害
名を記述する際は混同がないよう留意する。

発達障害者支援センター ⑤
support centers for persons with developmental disabilities

　わが国の法令用語，行政用語である。発達障害の早期発見，早期の発達支
援等に資するよう，発達障害者及びその家族その他の関係者に対し，専門的
に，その相談に応じ，または情報の提供もしくは助言を行い，就労支援，関
係団体等への情報提供や研修，関係団体等との連絡調整等を行う施設である
（発達障害者支援法第 14 条）。「障害者の日常生活及び社会生活を総合的に
支援するための法律」や「児童福祉法」に基づく，障害児者の相談事業所と
は異なる点に留意する。

発達障害者支援法 ⑤
Act on Support for Persons with Developmental Disabilities

　わが国の法律名である。発達障害がある人の早期発見と支援を目的にした
法律である。身体障害や知的障害，精神障害がある人を支援する法律である

「身体障害者福祉法」，「知的障害者福祉法」，「精神保健及び精神障害者福祉に関する法律（精神保健福祉法）」は，それぞれ「福祉法」となっているのに対して，同法は「支援法」となっているので，混同しないよう明確な表現をする。

発達段階 ③④⑥
developmental stage

「発達」とは脳神経系を代表とする成熟を意味しており，それには運動神経系の発達も含まれている。主として機能面での成熟を指す。「成長」とは身体の増大を指す。「発育」とは「発達」と「成長」の両方を見据えた表現とする。ゆえに，発達段階とは，脳神経系を代表とする機能の成熟段階を指す場合に用いる。発達段階は理論（家）によっては出生から死亡までの人生すべてに当てはまる概念だと主張しているので，発達段階の理論を引用する場合には，その理論（家）名を初出時に明記することにする。とくに裏打ちされる理論がない場合には，「発達段階（理論背景は特にない）」旨を初出時に明記する。

反抗期 ①③⑥
rebellious age

精神発達過程の一つである，第一次反抗期と第二次反抗期がある。第一次反抗期は，1歳半から3歳ごろにみられ，自我の芽生えを象徴しており衝動的である。一般的には「イヤイヤ期」という。第二次反抗期は，思春期であり，親からの自立する"親離れ"（心理的離乳）の時期と重なる。二次性徴に伴う体と心のアンバランスや社会から求められることへの対応の難しさなどから，不快，不安，葛藤などが生じ，反抗的な態度や行動につながっていく。多くは意識的である。反抗的な態度・行動としては，挨拶や返事をしない，話をしない，部屋に閉じこもる，化粧や髪を染める，暴力的言動，喫煙など多様である。時期・期間，態度・行動の種類・パターンや程度において個人差が大きい。第二次反抗期のない子どもたちの存在が示されているが，その中には，周囲が反抗的態度・行動に気づかない場合やその行動を反抗的態度・行動と認識しない場合が含まれている。また，反抗的な気持ちはあっ

ても態度・行動としては表出しない場合もある。態度や行動の種類も含め反抗期の基準を明確にして用いる。

反社会的行動 ⑤⑥
anti-social behaviour

　法規範・道徳規範・人権思想といった社会的規範に反した逸脱行動。思春期の問題行動の一つ。具体的には，暴力，窃盗，恐喝，いじめ，薬物乱用，飲酒，喫煙，怠学，家出などの行為である。反社会的行動のうち犯罪行為は，少年法の非行にあたる。学童期に，注意欠陥・多動障害（ADHD）に伴うもの，思春期の第二反抗期における親，大人，社会への反発等の現れとして生じ，成人期まで続くものもある。加えて，成人期においては，政治や信条などから起こすことがある。反社会行動に対して非社会的行動は，社会的不適応としての行動であり，不登校・ひきこもり・自傷行為・自殺などがある。年代によって出現の仕方や行動も異なるので，年代や行動を明確にして使用する。

反復発生説 ⑥
theory of recapitulation

　ドイツの生物学者ヘッケル（E. H. Haeckel）が提唱した概念で，「個体発生は系統発生の繰り返しである」と要約できる[1]。発達はもともと内部に潜んでいた性質が時間とともに現れてくると考えられ，発達の要因として，遺伝が重視されていた[2]が，その後は環境要因が重視されるようになった。長い間生得対経験，遺伝対環境，成熟対学習の議論が繰り返し行われてきた[3]が，現在は長い進化の過程で組み込まれた遺伝的要因と，周囲の環境からのさまざまな刺激作用が相互作用しながら発達過程を形成していく[3]と考えられている。小学4年生以上の子どもを対象に行われた研究で，同一遺伝子を有し成長過程が比較的類似する一卵性双生児においても，養育態度という環境要因によって親への対人的信頼感が異なることが示されている[4]。思春期の子どもの発達を理解する際には環境要因のアセスメントが不可欠となる。

〔引用文献〕1）小嶋秀夫, 森下正康. 児童心理学への招待［改訂版］学童期の発達と生活. 東京：サイエンス社；2009. p 2.
2）沼山博, 三浦主博. 子どもとかかわる人のための心理学—保育の心理学, 子ども家庭支援の心理学, 子どもの理解と援助への扉. 東京：萌文書林；2020. p 119.
3）鹿取廣人, 杉本敏夫, 鳥居修晃, 河内十郎. 心理学第5版補訂版. 東京：東京大学出版会；2020. p 48.
4）酒井厚, 菅原ますみ, 菅原健介, 木島伸彦, 眞榮城和美, 詫摩武俊, 天羽幸子. 子どもによる親への対人信頼感：児童・思春期の双生児を対象とした人間行動遺伝学的検討. 発達心理学研究. 2003：14（2）；191-200.

ピアカウンセリング ④
peer counseling

　専門家によるカウンセリングと区別され,「ピア」すなわち「仲間」というキーパーソンが行う仲間相談活動をいう。この活動では,問題に正しく対処できるよう自己決定や問題解決の能力を高めることを支援する。ピアカウンセリングの手法を用いて行う健康教育がピアエデュケーション（仲間教育）である。思春期において「ピア」は,最も身近で信頼できる存在であり,同じ世代に生きる価値観を共感・共有することができるキーパーソンである。また,ピアカウンセリングは思春期/青年期の人々の自己効力感と自尊感情に焦点を当て,主体的な行動変容を支えるために有効な方法であると示されている。

　論文等で使用する場合は,ピアカウンセリングがどのような方法で行われたのかを明記することが望ましい。

〔参考文献〕財団法人日本性教育協会.　https://www.jase.faje.or.jp/
日本ピアカウンセリング・ピアエデュケーション研究会.　http://www.jpcaea.net/

ひきこもり ④⑥
social withdrawal

　内閣府の定義によると,「様々な要因の結果として社会的参加（義務教育を含む就学,非常勤職を含む就労,家庭外での交遊など）を回避し,原則的には6ヶ月以上にわたって概ね家庭にとどまり続けている状態（他者と交わらない形での外出をしていてもよい）を指す現象概念」としている。「社会的ひきこもり」と称されることもある。「ニート」や「不登校」と同義に扱われることがあるが,ニートは学生でも就労者でもなく,就労訓練も受けていない状態にある者を指し,不登校は病気や経済的理由を除く年間30日以上の学校欠席がある児童生徒を指すことから,「ひきこもり」の方が広い

概念といえる。

非行 ⑤
delinquency

　少年法では，20 歳に満たない者が少年とされており，「非行少年」に対する審判手続等の処遇を定めている。「非行少年」とは，「犯罪少年」（犯罪行為をした 14 歳以上 20 歳未満の者），「触法少年」（刑罰法令に触れる行為をした 14 歳未満の者）および「ぐ犯少年」（保護者の正当な監督に服しない性癖があるなど，その性格または環境に照らして，将来，罪を犯し，または刑罰法令に触れる行為をするおそれがあると認められる 20 歳未満の者）をいい，それぞれ異なる手続が用意されている。非行とは，法的には未成年者の行為を示すが，違法行為や一般通念に照らした反社会的行為を行う成人を含むことがあるため，用語の使用にあっては，未成年者の非行を指す場合は，「少年非行」または「子どもの非行」と明示する。なお，文部科学省においては，学齢期の子どもの非行に当たる行為を「問題行動」としているが，問題行動の明確な定義がないことから，両者を同義として使用することは難しい。

非定型精神病 ①
atypical psychosis

　典型的な統合失調症や双極性障害とは異なる病態を示すと考えられる精神病の総称である。遺伝生物学的にみると，統合失調症や双極性障害とは異なった疾患であるとする意見がある。非定型精神病は，現在は独立した疾患として規定されていないため，積極的な病名の使用は控えること。ICD-10では急性一過性精神病性障害と診断されるものを多く含むと考えられている。

〔参考文献〕Hatotani N. The concept of 'atypicalpsychoses': special reference to its development in Japan. Psychiatry Clin Neurosci. 1996; 50(1): 1-10. DOI 10.1111/j.1440-1819.1996.tb01656.x.
尾崎紀夫. 標準精神医学第7版. 東京：医学書院；2018.

ヒトパピローマウイルス ⑥
human papillomavirus（略）HPV

　ヒト乳頭腫ウイルスともいう。200以上の遺伝子型（ジェノタイプ）があり，粘膜型と皮膚型に大別される。粘膜型は性行為によって感染するが，炎症を起こすことはなく，粘膜上皮内にのみ存在することからウイルス血症にはならない。粘膜型のうち，ハイリスク型は子宮頸癌，肛門癌，腟癌，外陰癌，陰茎癌，咽頭癌と深く関連する。ローリスク型のうちHPV6型11型は尖圭コンジローマの原因となる。HPV感染は，性交経験のある女性の50〜80％が生涯で一度は感染するとされている。近年は，若い女性（20〜30代）の子宮頸がん罹患が増加しており，HPVワクチンとがん検診によるがん予防が世界標準となっている。

避妊（法）⑥
contraception

　妊娠を望まない場合，受胎を防ぐために薬剤や器具を使用し，または月経周期における排卵期や射精の方法を考慮して妊娠を防ぐ方法。避妊は妊孕性を保持したままの状態で受胎を防ぐ方法であって，その方法を中止すれば，妊孕力は元の状態に復するものをいう。したがって不可逆的な不妊手術は，避妊には含まない。代表的な方法として，経口避妊薬（ピル），子宮内避妊器具（IUD），コンドームなどがある。

避妊薬 ⑥
contraceptive

　妊娠を望まない場合の受胎を防ぐため使用する薬剤。性交前から使用し排卵や着床を阻害する経口避妊薬と，避妊を行わなかった性交後に使用する緊急避妊薬（モーニングアフターピル）がある。

疲労骨折 ⑥
stress fracture

　一度では骨折が起こらない程度の外力が繰り返し加わった場合に生じる骨折。筋力の発育や体力的な問題から成長期，特に 15 ～ 17 歳で最も多くみられ，スポーツの過度の練習によって起こることが多い。部位としては，下肢の骨（脛骨，中足骨，腓骨）に起こることが圧倒的に多い。明らかな外傷の覚えがないのに，運動時に疼痛が出現し，安静時には軽快する。原則として，原因となったスポーツ活動を禁止するが，禁止する期間は骨折の部位によって異なる。

〔参考文献〕日本骨折治療学会. 疲労骨折.　https://www.jsfr.jp/ippan/condition/ip10.html

ファミリー・サポート・センター・子育て援助活動支援事業 ⑤
family support center

　わが国の法令用語，行政用語である。「子供・子育て支援法」に基づく，「地域子ども子育て支援事業」の一つとして「子育て援助活動支援事業（ファミリー・サポート・センター事業）」により実施される。乳幼児や小学生等の児童を有する子育て中の労働者や主婦等を会員として，児童の預かりの援助を受けることを希望する者と当該援助を行うことを希望する者との相互援助活動に関する連絡，調整を行うものである。「ファミリー・サポート・センター」は施設の名称ではなく，「相互援助組織」を指す用語である。また，しばしば「ファミリーホーム」との混同がみられるので，用語の使用時は区別して用いる。

ファミリーホーム・小規模住居型児童養育事業 ⑤
family home

　「小規模住居型児童養育事業」に基づき，保護者のない児童または保護者に監護させることが不適当であると認められる要保護児童の養育に関し，相当の経験を有する者等が養育を行う住居である（指導福祉法第 6 条の 3 ⑧）。

135

しばしば「ファミリー・サポート・センター」との混同がみられるので用語の使用時は区別して用いる。

不安症群 ①
anxiety disorders

　過剰な恐怖および不安，そしてそれらに関連する著しい行動上の障害（回避行動等）である。発達的に正常な恐怖と不安の症状に対しては用いないこと。病的と判断するためには，それらが過剰であること，発達的に適切な期間を越えて持続していることが要件となる。

〔参考文献〕尾崎紀夫. 標準精神医学第7版. 東京：医学書院；2018.

風俗営業等の規制及び業務の適正化等に関する法律 ⑤
Act on Control and Improvement of Amusement Business, etc.

　わが国の法律である。第1条（目的）において，「善良の風俗と清浄な風俗環境を保持し，及び年少の健全な育成に障害を及ぼす行為を防止するため，風俗営業及び性風俗関連特殊営業等について，営業時間，営業区域等を制限し，及び年少者をこれらの営業所に立ち入らせること等を規制するとともに，風俗営業の健全化に資するため，その業務の適正化を促進する等の措置を講ずることを目的とする」と定められている。「年少者」については，法律上，明記されていないが，第18条（年少者の立入禁止の表示）において，「18歳未満の者がその営業所に立ち入ってはならない」としているため，18歳未満の者を「年少者」と定義する。また，第2条（用語の意義）において，「風俗営業」は，接待飲食等営業および，ぱちんこ屋やいわゆるゲームセンターなどの営業をいうとされている。なお，主に行政用語では，「風営法」などと省略して使用する場合があることに留意する。

フォアダイス斑 ⑥
Fordyce spots

　陰茎皮膚にみられる黄白色，顆粒状の丘疹。アメリカの皮膚科医フォアダイス（J. A. Fordyce）が初めて報告した。毛嚢を欠く独立脂腺であり，性感染症とは関連がない。口唇や口腔粘膜にもみられる。思春期にテストステロンが上昇すると脂腺が発達し，かつ包皮が薄くなるために目立つようになる。治療の必要はないが真珠様丘疹と同じく性感染症を心配したり，外見を気にしたりして苦悩する場合がある。

福祉事務所 ⑤
welfare office

　わが国の法令用語，行政用語である。社会福祉法第 14 条に規定されている「福祉に関する事務所」をいい，福祉六法（生活保護法，児童福祉法，母子及び寡婦福祉法，老人福祉法，身体障害者福祉法，知的障害者福祉法）に定める援護，育成または更生の措置に関する事務を司る行政機関である。都道府県および市（特別区）は設置が義務付けられており，町村は任意で設置することができる。福祉事務所の援護を担う職員を「ケースワーカー」と称することがあるが，法的な根拠はない。

不登校 ①③④⑤⑥
school absenteeism, school refusal/refusing, school non-attendance, truancy, school leaving

　現在，文部科学省は各種調査において「不登校」を用いている。「不登校」を運用する以前は「登校拒否」「学校ぎらい」等であった。文部科学省の「不登校」の定義は，「何らかの心理的，情緒的，身体的，あるいは社会的要因・背景により，児童生徒が登校しないあるいはしたくともできない状況にあること（ただし，病気や経済的な理由によるものを除く）をいう。」というものである。そのうち 30 日以上欠席したものを「児童生徒の問題行動・不登校等生徒指導上の諸課題に関する調査」に計上している。本学会の学術面における「不登校」については，その定義を初出時に示すこととする。

不登校に対する考え方は大きく変化してきている。これまでの学校教育は，不登校児童生徒を「学校復帰」させることを目標として支援してきていたが，2019（令和元）年からは「社会的自立」を目指す支援に切り替わることになった。不登校は，文字通り読めば「登校しない」状況を指しているが，これは学校教育の中で生じている課題である。学校教育は社会や時代によって異なるものであり，国際比較や世代比較に際しては慎重になりたい。「不登校」に該当する英訳も多種にわたっており，多様な文化背景とともに存在している状況といえる。

不妊 ⑥
infertility

妊娠を望む健康な男女が避妊をしないで性交をしているにもかかわらず，1年以上妊娠しないものをいう。不妊の原因は，男性側，女性側，あるいはその両方にある場合があるが，何も原因が見つからない場合もある。女性側の原因としては，排卵障害，卵管狭窄・閉塞，子宮内膜症，男性側の原因としては，乏精子症，無精子症，勃起障害，射精障害がある。また男女ともに加齢とともに精子や卵子の質の低下がおき妊孕性が低下するため，早期に検査や治療に踏み切った方がよい。近年，大学進学率の増加や女性の社会進出に伴う晩婚化の影響で妊娠を考える年齢が上昇していることがあり，不妊のカップルは十組に一組以上いるといわれており社会的にも不妊は大きな問題になってきている。

〔参考文献〕日本産科婦人科学会. 不妊症. http://www.jsog.or.jp/modules/diseases/index.php?content_id=15
日本生殖医学会. 不妊症の原因にはどういうものがありますか？ http://www.jsrm.or.jp/public/funinsho_qa04.html

不眠障害 ①
insomnia disorder/insomniag

睡眠障害の一つである。アメリカ睡眠学会による睡眠障害国際分類第3版（International Classification of Sleep Disorders, 3rd edition: ICSD-3）では，不眠障害（insomnia disorder）は不眠症（insomnia）と同じ扱いとされている。DSM-5では，睡眠−覚醒障害という代表的な分類の下位に不眠障

害が位置する。DSM-5は病態生理学的に不合理な分類であるとの指摘があるため，DSM-5に従って使用する場合には注意が必要かもしれない。例えば，呼吸関連睡眠障害群の下位分類において，まったく異なる睡眠障害である概日リズム睡眠−覚醒症候群があり，睡眠随伴症候群の下位分類にレストレスレッグス症候群や特定不能の各種睡眠障害が配置されている。

〔参考文献〕尾崎紀夫. 標準精神医学第7版. 東京：医学書院；2018.

deZambotti M, Goldstone A, Colrain I M, Baker F C. Insomnia disorder in adolescence: Diagnosis, impact, and treatment. Sleep Med Rev. 2018；39：12-24. DOI10.1016/j.smrv.2017.06.009.

千葉茂. サーカディアンリズムと睡眠. 東京：新興医学出版社；2020.

ブーメラン効果 ⑥
boomerang effect

　説得的コミュニケーションによって態度硬化，強い反発を生み出すなど，相手に負の効果をもたらす変容をいう。相手が反発するほど，コミュニケーターも自分の主張を極端化するという現象を，コーエン（A. R. Cohen）（1964）がブーメラン効果と命名した[1]。

　ブーメラン効果を生み出す要因は，自分の意見や立場に対する強い責任感を感じている場合，自分の信念や大切な価値観に対する説得が行われた場合，説得予告がされたうえで説得が行われた場合，嫌いな相手から賛同を求められた場合，押し付けがましい態度による賛同の要求が行われた場合の5つが関係している。

　態度の自由は，ある立場をとるように圧力をかける説得的コミュニケーションによって脅かされ，その結果，個人は，唱道された立場とは異なる立場をとることによって，態度の自由を回復しようとする[2]。

〔引用文献〕1）白井泰子. 説得の失敗の後に起こること―ブーメラン効果の研究（II）. 実験社会心理学研究. 1974：14（2）；95-104.

2）今城周造. 禁止された立場の受容にリアクタンスが及ぼす効果：自由への脅威が態度と一致する場合に通常生じる効果は何か. 社会心理学研究. 1995：11（2）；75-83.

フリーライダー効果 ⑥
free rider effect

　ラタネ（B. Latané）ら（1979）は単独で作業を遂行するより，集団での作業は個々人の努力を低下させる現象を社会的手抜きと定義している[1]。社

会的手抜きは集団心理の一つであり，リンゲルマン効果やフリーライダー効果と言い換えることもある。社会的手抜きのうち，集団で作業を行う際に自らの能力の低さを認知して，集団の成果に貢献することへの動機付けを低下させて他者に依存すること[2]をフリーライダー（ただ乗り）効果と呼ぶ。個人の作業量や質が特定されない状況において生じる可能性があり，自分のパフォーマンスが何らかの報酬や罰に結びつくと思っている度合い（信念）を意味する[2]道具性を高めることで低減できる。

　集団サイズと生産性の関係を表したものがベキ法則であり，社会的手抜きをする人の発生確率が一定であったとしても，集団サイズが増大すれば集団の課題達成に失敗する可能性が高くなる[3]とされている。

〔引用文献〕1）長谷川千洋. エッセンシャル心理学. 京都：ナカニシヤ出版；2020. p 178.
2）釘原直樹. 人はなぜ集団になると怠けるのか―「社会的手抜きの心理学」―. 東京：中公新書；2013. p 28.
3）釘原直樹. 人はなぜ集団になると怠けるのか―「社会的手抜きの心理学」―. 東京：中公新書；2013. p 18.

プレコンセプションケア ①④
preconception care

　コンセプション（conception）は受胎，妊娠を意味することから，妊娠前の包括的なケアを指す。日本語訳はなく「プレコンセプションケア」を用いる。将来こどもを持ちうるすべての女性や男性を対象に，母と子どもの最善の健康を得ることを目的として，それらに影響する要因に働きかける支援である。内容は，栄養，喫煙・飲酒，遺伝，環境，不妊，暴力，妊娠，性感染症，メンタルヘルス，薬物，予防接種など，健康全体に関わることを含む。あくまでも将来の妊娠を見据えて包括的にされる情報提供，相談，保健や医療の提供である。この用語はアメリカ疾病管理予防センター（CDC）や世界保健機構（WHO）の推奨により広まってきている。わが国においてはプレコンセプションケアセンターのほか，妊娠前相談，妊娠前外来等の場においても提供されている。「性教育」は，「性に関する教育の総称」であり，妊娠に関する内容も含まれるが，目的が異なるため区別して用いる。

〔参考文献〕WHO. Preconception care to reduce maternal and childhood mortality and morbidity Meeting report and packages of interventions: WHO HQ. 2013.　https://apps.who.int/iris/bitstream/handle/10665/78067/9789241505000_eng.pdf;jsessionid=E638571CABD436750A87540AB6109D94?sequence=1
Center for Disease Cnntrol and Preventation（CDC）. Recommendations to improve preconception

health and healthcare.　https://www.cdc.gov/preconception/documents/recommendationsummary.
pdf

ヘルスプロモーション ③

health promotion

　単に「健康増進」という意味ではなく，1986（昭和61）年のオタワ憲章
にて提唱され，その後世界各地で運用された概念を指すこととする。オタワ
憲章の前文では，「ヘルスプロモーションは人々（people）が自分たちの健
康を制御し増進できるようになる過程である」ことが述べられている。さら
に「健康とは positive な概念である」と述べられているが，この positive を
積極的と訳しては文意が伝わらない。英語の positive とは，「神頼みしない，
運任せしない」が本質イメージであり，「健康とは神頼みせず，運任せせず
に手に入れるもの」とするのが正しい。また，この「過程」には3つの要
素が挙げられており，それらは「唱導」「可能」「調停」である。「唱導
（advocate）」は宗教用語でもあるが，その宗教以外の人々に説くことである。
ここでは，わたしたち "健康セクター" 以外の人々にこの健康の価値を説く
ことを示している。当然そこでは利害関係が衝突する。利害は英語で
「interest」である。これを "興味・関心" と訳しては伝わらない。次に，実
際にとるべき動き（action）が示されている。最も重要なのは「公共政策」
である。2000年前後から公衆衛生の主潮流となった「健康の社会的決定要
因（social determinants of health）」であるが，それは，健康は一人ひとり
の "がんばり" を越えた部分が大きく，社会や環境に着目するべきだという
考えである。この考えの萌芽は，オタワ憲章のヘルスプロモーションの
action の第一番目に見られる。ヘルスプロモーションの肝要は，個人
（individual）よりも人々（people）にあると考えるとよい。

ヘルスリテラシー ⑥

health literacy

　「健康情報を入手し，理解し，評価し，活用するための知識，意欲，能力で
あり，それによって，日常生活におけるヘルスケア，疾病予防，ヘルスプロ
モーションについて判断したり意思決定をしたりして，生涯を通じて生活の

質を維持・向上させることができるもの」をいう。ヘルスリテラシーを獲得することが健康な生活に結びつくことから，健康を決める力 [1] ともいわれている。思春期の保健対策においては，メンタルヘルス，人工妊娠中絶，性感染症，やせ，喫煙，飲酒，子宮頸がんに関するヘルスリテラシーの向上が求められている。

〔引用文献〕1) 中山和弘. ヘルスリテラシー健康を決める力サイト. https://www.healthliteracy.jp/kenkou/post_20.html

変声 ①
voice change, voice mutation

二次性徴の一つであり，女子に比べて男子に顕著である。一般的には「声変わり」という。成長に伴い声帯が長くなることにより男子では約1オクターブ，女子では2〜3音の低下がみられる。中学生の時期に生じることが多く，3ヶ月〜2年間かけて大人の声に落ち着く。男子では二次性徴の後半に起こる変化であり，変声が終わる時期には身長の伸びが鈍化する。思春期以外では，男性ホルモン剤による治療によって声が太く低くなることも「変声」という。

〔参考文献〕楯谷一郎，平野滋.【お母さんへの回答マニュアル耳鼻咽喉科Q&A2010】喉頭編声変わりはどうして起こるのですか？. JOHNS. 2010：26（9）；1492-1493.
斎田晴仁，岡本途也，今泉敏他. 変声期の音声と身体発育について. 日本耳鼻咽喉科学会会報. 1990：93（4）；596-605.

防衛機制 ③⑥
defense mechanism

自分を守るためのしくみで，自我が現実に対処し適応するために用いられ誰にでも認められる正常な心理的作用である [1]。たとえば，不安や抑うつ，罪悪感，恥などのような不快な感情の体験を弱め，避けることによって心理的な安定を保つために用いられる。エリクソン（E. H. Erikson）のライフサイクル理論では，思春期は自我同一性（アイデンティティ）/混乱の時期で心身ともに不安定である。アイデンティティとは，自分とは何者かと自問する中で現実に適応し安心して存在し生きていく感覚を獲得していくことである。その過程で自己嫌悪感や無気力感をもち，自我が現実に適応できないアイデ

ンティティの混乱「どこにも居場所がない」が起こる場合，不登校，引きこもりなど問題行動が起こりやすい[2]。そうならないために抑圧，否認（否定），転換・おきかえ，取り入れ，投影，反動形成などの心理学用語である防衛機制が働き心の安定を保とうとする。

〔引用文献〕1）藤永保. 最新心理学辞典. 東京：平凡社；2013. p 694.
2）武井麻子, 江口重幸, 末安民生, 小宮敬子, 式守晴子, 相田信男ら. 系統看護学講座専門分野Ⅱ精神看護の基礎. 東京：医学書院；2020. p 81-85.

放課後等デイサービス ⑤
after school day service

　わが国の法令用語，行政用語である。「障害児通所支援」のうち，学校教育法に規定する学校（幼稚園及び大学を除く）に就学している障害児につき，授業の終了後または休業日に児童発達支援センター等の施設に通わせ，生活能力の向上のために必要な訓練，社会との交流の促進その他の便宜を供与するものである（児童福祉法第6条の2の2）。障害児通所支援には，「放課後等デイサービス」のほか，「児童発達支援」，「医療型児童発達支援」，「居宅訪問型児童発達支援」および「保育所等訪問支援」の各事業があり，用語の使用時は事業名まで明示する。

傍観者効果 ⑥
bystander effect

　心理学者のラタネ（B. Latané）とダーリー（J. Darley）は，1964年にアメリカのニューヨーク市キューガーデンズで起きたキティ・ジェノヴィーズ事件について研究した。この事件は，キティ・ジェノヴィーズという女性が暴漢に切りつけられ殺害されたというものである。彼女は大声で助けを求めたが，38名もの多数の目撃者がいたにもかかわらず，だれ一人として彼女を助けようとしなかった事件であった。この事件の研究の結果，ラタネとダーリーは自分以外に傍観者がいると率先して介入行動を起こさない心理のことを傍観者効果とよんだ。傍観者が多いほどその効果は高くなり，社会心理学の集団心理用語である[1]。

　思春期は，「私」という感覚と「他者」との相互関係の中で再生し外界に

適応していこうとするため，他者が介入行動を起こさなければそれと同じような行動をとり，その場に適応しようとする心理が働く[2]。

〔引用文献〕1）中島義明, 安藤清志, 子安増生, 坂野雄二, 繁桝算男, 立花正夫ら. 心理学辞典. 東京：有斐閣；2004. p 793.
2）武井麻子, 江口重幸, 末安民生, 小宮敬子, 式守晴子, 相田信男ら. 系統看護学講座専門分野Ⅱ精神看護の基礎. 東京：医学書院；2020. p 74.

保健管理 ⑤
health care

　学校保健については学校保健法で規定されてきたが，2009 年（平成 21年）4 月 1 日に学校保健安全法に改正され，学校保健分野の充実を図るとともに学校安全に関する条項が加えられている。学校保健の領域は，「保健管理」と「保健教育」に二つに大別することができる。このうち保健管理は学校保健安全法に基づいて学校で策定した「学校保健計画」等に沿って実施するものであり，児童生徒の健康の保持・増進を図る活動をいう。具体的には，健康診断や疾病・感染症の予防といった心身の管理，生活の管理，環境衛生と多岐にわたっている。

保健活動 ④
health activities, health service

　思春期の保健活動としては，健康診断や予防接種などがある。

　保健活動は世界保健機関（WHO）や民間の機関によって国内外で行われている。国内の代表的な機関としては日本赤十字社がある。日本赤十字社は，災害時の医療救護活動や献血事業など国内の活動のほか，国際協力も盛んで，難民救護，開発途上国での保健衛生活動を世界各地で行っている。また，災害時には厚生労働省が組織した DMAT（Disaster Medical Assistance Team）と呼ばれる災害医療派遣チームが派遣される。DMAT は大規模災害や大事故の現場に，48 時間以内に現地に派遣される。そして，3 〜 4 日して状態が落ち着いたら日本医師会の JMAT（Japan Medical Association Team）という災害医療チームなどに引き継がれる。世界のさまざまな健康課題に対しては，世界保健機関や国連児童基金（ユニセフ）などが，公的な国際機関として活動中である。しかし，WHO などの手が行き届かない所には，国際医

療援助団体の国境なき医師団が活動中である。

保健教育 ⑤
health education

　学校保健の一つに位置づけられ，保健学習と保健指導に大別される。児童生徒の保健の保持増進に向け，教育活動全体を通して，健康に関する基本的な知識や技能を習得し，健康の保持増進のための思考力・判断力をつけるとともに日常の健康問題への実践的な能力や態度の育成を目的とする。

は行

保健室 ⑤
school health room

　わが国の法令用語，行政用語である。学校保健安全法第7条において「学校には，健康診断，健康相談，保健指導，救急処理その他の保健に関する措置を行うため，保健室を設けるものとする。」と規定されている。また，学校教育法施行規則第1条により学校の目的を実現するために設けるものとして位置づけられている施設とする。

保健室登校 ⑥
attending to school health room

　「常時保健室にいるか，特定の授業に出席できても学校にいる間は主として保健室にいる状態」と定義される。保健室を含み，学校内の教室以外で過ごす状態を「別室登校」と称する。あくまで学校内の施設で過ごすことを意味しており，教育委員会等に設置されている教育支援センターや適応指導教室，民間のフリースクール等へ安定的に通級ができていても，これを「別室登校」と称することはない。

〔参考文献〕公益財団法人日本学校保健会. 平成28年度保健室利用状況に関する調査報告書. 2016.　https:// www.gakkohoken.jp/book/ebook/ebook_H290080/index_h5.html#16

保健指導 ⑤
health guidance

　わが国の法令用語，行政用語である。学校における保健指導とは，学校保健安全法第9条において「養護教諭その他の職員は，相互に連携して，健康相談または児童生徒等の健康状態の日常的な観察により，児童生徒等の心身の状況を把握し，健康上の問題があると認めるときは，遅滞なく，当該児童生徒等に対して必要な指導を行うとともに，必要に応じ，その保護者に対して必要な助言を行うものとする」と規定されているものを指す。

保健主事 ⑤
school health coordinator

　「学校保健と学校全体の活動に関する調整」「学校保健計画の作成」「学校保健に関する組織活動の推進（学校保健委員会の運営）」など学校保健に関する事項の管理にあたる職員であり，学校教育法施行規則（1947（昭和22）年文部省令第11号）第45条第3項において「保健主事は，指導教諭，教諭又は養護教諭をもってこれに充てる」とされている。さらに同第4項において「保健主事は，校長の監督を受け，小学校（中学校，高等学校，中等教育学校，特別支援学校等にもそれぞれ準用）における保健に関する事項の管理にあたる」とされており，すべての教職員が学校保健に関心を持ち，それぞれの役割を推進できるように企画，連絡・調整，実施，評価，改善に働きかけることが求められている。

保健調査票 ⑤
health questionnaire

　学校保健法施行規則（保健調査）第11条に「法第13条の健康診断を的確かつ円滑に実施するため，当該健康診断を行うに当たっては，小学校，中学校，高等学校及び高等専門学校においては全学年において，幼稚園及び大学においては必要と認めるときに，あらかじめ児童生徒等の発育，健康状態等に関する調査を行うものとする。」と示されている。
　保健調査票により，健康診断の事前に児童生徒等の健康状態を把握し，健

康診断がより的確に行われるとともに，診断の際の参考になるなど，健康診断を円滑に実施することができる。

保健の授業 ③
health class

学校保健に位置づけられる保健教育における保健学習は，学習指導要領に基づく指導であり，体育科・保健体育科をはじめ，関連した内容を扱う他の教科や道徳・総合的な学習の時間などで実施される。特に体育科・保健体育科の保健領域はその中核であり，科目化されたものである。体育科・保健体育科における保健の授業は「保健の授業」という。

母子及び父子並びに寡婦福祉法 ⑤
The Act on Welfare of Mothers with Dependents, Fathers with Dependents, and Widows

わが国の法律である。第1条（目的）において，「母子家庭及び寡婦の福祉に関する原理を明らかにするとともに，母子家庭等及び寡婦に対し，その生活の向上のために必要な措置を講じ，もって母子家庭及び寡婦の福祉を図ることを目的」とし，第2条（基本理念）において（抜粋），「母子家庭等の児童がその環境にかかわらず，心身ともに健やかに育成されるために必要な諸条件と，その母及び父の健康で文化的な生活とが保障され，寡婦もそれらに準じて保障されるものとする」と定められている。また，第6条（定義）において（抜粋），「『児童』とは20歳に満たない者をいい，『寡婦』とは配偶者と死別あるいは離婚等をして配偶者のない女子で，かつて児童を扶養していたことのあるもの」と定められている。「自立への努力」を前提としつつ，福祉資金貸付制度や就業支援事業等の実施，自立支援給付金の給付などの支援措置について定められている。

勃起 ⑥
erection

陰茎の海綿体と呼ばれる細い血管の集合体に大量の血液が流れ込むことで

陰茎が大きく硬くなること。性的な刺激を受け性的に興奮すると脳が陰茎に勃起するような信号を送ることで海綿体の血管が緩み大量の血液が流れ込む。海綿体を覆う白膜が膨れ上がることで海綿体内の血液が抜けにくくなり勃起現象が持続する。射精の後や性的興奮が収まった後には勃起は収まり元の状態になる。夜間勃起現象などのように性的刺激を伴わない勃起もある。

勃起不全 ⑥
erectile dysfunction（略）ED

　日本性機能学会による ED 診療ガイドライン第 3 版では「ED とは満足な性行為を行うのに十分な勃起が得られないか，または維持できない状態が持続または再発すること」と定義されている。ED 診療ガイドラインでは erectile dysfunction に「勃起障害」の訳語を当てている。日本泌尿器科学会用語集では「勃起障害」，「勃起不全」が当てられている。ICD-10 対応標準病名では「勃起不全」が当てられている。

　勃起不全の原因は加齢，糖尿病，神経疾患など多岐にわたる。思春期の勃起不全の原因としては心因性，内分泌性，外傷性（陰茎海綿体動脈の損傷）などが考えられる。

（参考文献）Raanan T. et al. Vasculogenic erectile dysfunction in teenagers: a 5-year multi-institutional experience. BJU Int. 2009 ; 103（5）: 646-650.

ボディーマスインデックス ②
body mass index（略）BMI

　体重と身長の関係からの国際的な体格指数で，体重（kg）/〔身長（m）〕^{2} で表される。ヒトの肥満度を表す体格指数である。一般に BMI と呼ばれる。日本肥満学会（2000（平成 12）年）は日本人では 18.5 未満を低体重，18.5 以上 25 未満を普通体重，25 以上を肥満と定義し，さらに 25 以上 30 未満を肥満（1 度），30 以上 35 未満を肥満（2 度），35 以上 40 未満を肥満（3 度），40 以上を肥満（4 度）と分類している。日本人小児の体格を評価する際，2000 年度に厚生労働省および文部科学省が発表した身体測定値データから算出した基準値を標準値として用いられている。

ホルモン補充療法 ⑥
hormone replacement therapy

　さまざまなホルモンを補う治療をいう。成長ホルモン，副腎皮質ステロイドホルモン，甲状腺ホルモン，性ホルモンの補充がある。産婦人科診療では，エストロゲン欠乏に伴う症状の治療や疾患の予防を目的に考案された療法で，閉経移行期以降の女性にエストロゲン製剤を投与する治療の総称である。思春期においては，ターナー（Turner）症候群や小児期の悪性腫瘍治療などで卵巣機能不全に陥った患者に用いる。

埋没陰茎 ⑥
concealed penis

　陰茎皮膚の不足や筋膜の周囲組織の付着異常によって，陰茎が皮下に埋没した状態である。陰茎のサイズは正常であるが，皮下に埋没しているため小さく見える。包皮口の狭窄のために包皮を翻転させて亀頭を露出できないことを真性包茎というが，埋没陰茎は真性包茎を合併している場合が多いため，包茎と同じ症状を呈するが埋没陰茎は通常の環状切除をしてはならない。

（参考文献）順天堂大学医学部附属順天堂医院．陰茎の異常①（包茎・埋没陰茎）．https://www.juntendo.
　　ac.jp/hospital/clinic/shonigeka/concerned/magazine/magazine_iji001.html
　順天堂大学医学部附属順天堂医院．おちんちん．https://www.juntendo.ac.jp/hospital/clinic/shonigeka/
　　about/disease/kanja02_05.html

Müller管 ⑥
Müllerian duct

　女性内性器の原基で，その下部と中部は左右両側が癒合して腟と子宮を形成する。上部は左右が癒合せず卵管となる。胎生期における Müller 管は中腎管にほぼ平行して存在するが，その上部は中腎管の外側に位置し，下部は途中で中腎管と交叉して内側に位置する。なお，その下端は尿生殖洞に接してふくらみ，Müller 丘と呼ばれる。男子では筋鞘と精巣垂を除いて大部分は消滅する。Müller 管の発生異常により子宮・腟の欠損や形成不全が生じる。

民生委員 ⑥
minseiiin（commissioned welfare volunteer）

　民生委員法に基づき厚生労働大臣から委嘱された非常勤の地方公務員である。それぞれの地域において相談に応じ，必要な援助を行い，社会福祉の増進に努めることを目的としている。「民生委員」は全員が「児童委員」を兼務しており，「民生委員・児童委員」と表記されることが多い。

民法 ⑤
Civil Code

　わが国の法律である。主に家族関係や財産に関して定めたもので，第1条（基本原則）（要約）において，「私権は公共の福祉に適合しなければならず，また，権利の行使及び義務の履行は信義に従い誠実に行い，権利の濫用はこれを許さない」とし，第2条（抜粋）において，「個人の尊厳と両性の本質的平等を旨として，解釈しなければならない」と定められている。民法は私人と私人の間の関係，刑法は個人と国家の関係を規律する（つまり，犯罪と刑罰について定めた）法律であり，民法は刑法と違って国家権力は関与しない。第4条（成年）において，「二十歳をもって，成年とする」と定められているが，2018（平成30）年に民法の一部を改正する法律が成立し，2022（令和4）年4月1日から施行される予定のため，留意する必要がある。今回の改正の要点は，成年年齢を20歳から18歳に引き下げ，また女性の婚姻年齢を16歳から18歳に引き上げて，男女統一したことである。

〔参考文献〕法務省. 民法の一部を改正する法律（成年年齢関係）について．http://www.moj.go.jp/MINJI/minji07_00218.html

無月経 ⑥
amenorrhea

　周期的な月経が発来すべき年齢層の女性において月経がない状態をいう。生理的無月経は，初経以前，閉経以後ならびに妊娠，産褥，授乳期における無月経である。病的無月経は，生理的無月経以外の性成熟期における月経の異常な停止であり，原発無月経と続発無月経に分類される。若年女性の無月経の原因としては体重減少に伴うものが多いが，体重減少が特に著しい場合は，安易に月経誘導をせずに，標準体重の90％を目指した食事指導や生活指導などのカウンセリング治療を行い，少なくとも標準体重の70％を超えてから月経誘導を行う。高度肥満による無月経では5～10％程度の減量でも月経が再開されやすい。スポーツトレーニングなどによる無月経では，LEP/OCなどを用いて，月経のコントロールも行いながら使用することもある。

〔参考文献〕日本産婦人科医会HP. 研修ノート. 思春期のケア．https://www.jaog.or.jp/notes/note13259/

無射精 ⑥
anejaculation

　性行為や自慰行為において射精しないこと。オルガズムを感じるのに精液が射出されない場合は逆行性射精が考えられる。逆行性射精とは精液が尿道ではなく膀胱に逆流してしまう状態であり，糖尿病患者に起こる場合がある。オルガズムを感じずに射精できない原因には，骨盤内臓器の手術や精神病の治療薬などがある。無射精での状態では自然妊娠することが難しく，妊娠を考えている場合は高度生殖医療を含む不妊治療が行われることもある。

ま 行

夢精 ⑥
nocturnal emission

　思春期以降の男性が睡眠中に射精する現象。思春期以降の男性において精液は常に作られており，射精せずに精液が蓄積されると夢精しやすい状態になる。思春期男性は蓄積された精液が体内に吸収される機能が未熟であることも夢精しやすい原因である。特に思春期の男性は自慰行為が習慣化していないこともあるため夢精が起こりやすい。また睡眠中の偶発的な陰茎への刺激により夢精が起こることもある。夢精は思春期の男性にとって性的なものへの好奇心や性体験への理解につながる可能性もある。

ムンプス精巣炎 ⑥
mumps orchitis

　思春期以降の男性のムンプスウイルス感染症（通称 おたふく風邪）患者では，およそ30％程度で精巣炎を発症し，その後片側もしくは両側の精巣萎縮が起こることがある。男性不妊の原因となる可能性もあることから，予防接種が推奨される。ムンプスウイルス感染症の治療は通常保存療法だが，緊急手術や抗菌薬治療が必要な急性陰嚢症との鑑別が困難な例もある。

〔参考文献〕NIID国立感染症研究所. 流行性耳下腺炎（ムンプス, おたふくかぜ）. https://www.niid.go.jp/niid/ja/kansennohanashi/529-mumps.html
日本性感染症学会. 日本性感染症学会誌性感染症診断・治療ガイドライン2016. 急性精巣上体炎. 2016. p 10-12. http://jssti.umin.jp/pdf/guideline-2016.pdf

メディアリテラシー ①
media literacy

メディア（媒体・手段）を主体的に読み解く能力，メディアにアクセスし，活用する能力，メディアを通じコミュニケーションする能力から構成される複合的な能力，をいう。ここでのメディアは，紙媒体の新聞・雑誌などと電波を媒体とするテレビ，ラジオ，携帯電話，インターネットがある。

思春期にある人々が，必要な情報を入手するためにメディアにアクセスし，学習や生活，健康などに活用することで，豊かな人生を過ごせるように適切に使用することが求められる。一方，思春期に至るまでのゲーム漬けやインターネット依存，SNS に関連したトラブルや事件などのメディア問題が深刻であり，このような危機的状況のもと，メディアリテラシー教育が必要とされている。インターネット等の ICT メディアに特化した場合には「ICTメディアリテラシー」を使用することもできる。

〔引用文献〕総務省. 令和2年版情報発信白書. 2020. p 465.　https://www.soumu.go.jp/johotsusintokei/whitepaper/ja/r02/pdf/02honpen.pdf

---

モラトリアム ①⑥
moratorium

心理学用語として，社会的義務や責任を負うことが社会的に猶予される期間を指す。金融債務の支払い猶予を意味する経済用語として使用されていたものをエリクソン（E. H. Erikson）が転用した。モラトリアムの種類としては，①回避：将来的な展望がなく職業決定を徹底的に回避し無気力な状態，②拡散：職業決定の意志はあるが現実的な決定ができず，選択の方向性が拡散して心理的に不安定な状態，③安易：職業決定に真剣に取り組まず，受動的で安易な決定をする，④延期：大学生の時期は，職業に関する決定を延期し自由に遊び楽しむが，必要な時になれば社会的参加する，が挙げられている。モラトリアム症候群，モラトリアム人間のように派生した用語もあることから，対象や状況を明確に定義して用いる必要がある。

〔参考文献〕下山晴彦. 大学生のモラトリアムの下位分類の研究アイデンティティの発達との関連で. 教育心理学研究. 1992；40（2）：121-129.

夜間勃起（現象）⑥
nocturnal penile tumescence

　夜間に性的な興奮や意識と関係なく陰茎が勃起する現象。これは睡眠のメカニズムによるものである。睡眠はレム睡眠とノンレム睡眠が約 90 分ごとに周期的に起こる。浅い睡眠でもあるレム睡眠時には身体の筋肉は緩みリラックスしているが，脳が活発に活動し覚醒状態となっている。その際に陰茎内に血液を送り込み勃起現象を起こすことで勃起機能のメンテナンスをしているとされる。レム睡眠時には夢を見ることが多く，浅い眠りで目が覚めることがあるが，性的な夢を見ていることと夜間勃起現象は関連しない。レム睡眠で目が覚めた時に勃起していることを早朝勃起現象（朝勃ち）とも呼ばれる。

薬物乱用防止教育 ⑤
drug abuse resistance education

　学校教育の中で薬物乱用の有害性・危険性を啓発し，特に地域の実情や児童生徒等の発達段階を踏まえ，大麻や MDMA 等合成麻薬の有害性・危険性に関する指導の充実が推進されている。

　薬物乱用者のほとんどは，最初の薬物乱用の経験を青少年期にもっている。したがって，薬物乱用に対しては「第一次予防」，すなわち危険な薬物に手を染めることそのものを防止することが対策の第一となり，その主な対象は青少年すなわち児童，生徒，学生となる。

〔参考文献〕文部科学省スポーツ・青少年局長．薬物乱用防止教育の充実について（通知）．2008．　https://www.mext.go.jp/a_menu/kenko/hoken/1396486.htm

痩せ願望 ①④
desire to be lean, desire to be slim, desire for thinness

　自己の体重を減少させたりスリムな体型を維持しようとさせたりする欲求である。実際の体型と理想とする体型の自己認識にゆがみが生じ，痩せる必

要がないのにダイエット志向が強くなる。ダイエットの低年齢化も起きており、成長過程にある思春期では、将来的にさまざまな健康障害を引き起こすことになりかねない。痩せ願望の要因は、体型に関する自己認識のゆがみによるものだけでなく、ストレスからの逃避や低い自己評価を解消し、自己効力感を高めるために起こるともいわれている。

〔参考文献〕鈴木眞理. THINK ABOUT WOMEN　女性について考える　女性のやせ願望. White. 2016：4（1）；88-91.

夜尿（症）⑥
enuresis

　5歳を過ぎても週に2～3回以上の頻度で、少なくとも3ヶ月以上連続して夜間睡眠中の尿失禁を認めるもの。子の性格や、親の育て方が原因ではなく、自然に治ることも多い。夜尿症は夜間尿量と膀胱容量のバランスから3つのタイプに分類される。抗利尿ホルモンの分泌不足で夜間尿量の多い多尿型、排尿抑制機構の未熟性から膀胱容量の少ない膀胱型、両者がみられる混合型である。寝ている途中で起きないようにすることや、夕方以降の水分摂取を制限すること、日中の排尿をできる限り我慢するストレスの除去などの生活指導を通して治療を図り、場合に応じて薬物療法を取り入れる。

〔参考文献〕日本泌尿器科学会.『おねしょ』（夜尿症）が治らない.　https://www.urol.or.jp/public/symptom/09.html
日本夜尿症学会編. 夜尿症診療ガイドライン2016. 東京：診断と治療社；2016.

遊戯療法 ③⑥
play therapy

　遊戯療法では、子どもを対象とした心理療法で遊びを媒介にしたコミュニケーションや自己表現の中でさまざまな行動的、性格的な問題の解決等で発達が促進される[1]。思春期は自我（ego）の無意識的な機能とともに「私」という自己の存在を意識し、他者の相互関係でアイデンティティが統合および確立する過程で自己の存在の喪失も起こる可能性がある。そこで、子どもを対象とした心理療法としてフロイト（A. Freud）やクライン（M. Klein）らにより遊戯療法が開発された。アイデンティティ形成が阻害されるような

場合，子どもの成長を見守り，一緒に考えながら，遊戯療法の基本的な8つの態度である①ラポールの確立，②あるがままに受け入れる，③自由に自己表現できる，④子どもの気持ちを反射する，⑤責任感をもたせる，⑥子どもに先導させる，⑦治療は緩慢な過程であることを認識する，⑧必要な制限を設ける，などを取り入れることで早く立ち直ることができる[2]。

（引用文献）1）武井麻子, 江口重幸, 末安民生, 小宮敬子, 式守晴子, 相田信男ら. 系統看護学講座専門分野Ⅱ精神看護の基礎. 東京：医学書院；2020. p 716.
2）藤永保. 最新心理学辞典. 東京：平凡社；2013. p 266-267.

遊走精巣 ⑥
migratory testis, retractile testis

精巣の陰嚢内への下降はほぼ正常に完了しているが，精巣挙筋の過剰反射や陰嚢内への精巣の固定不良のため，精巣が鼠径部まで挙がってしまうことがある状態。移動性精巣ともいわれる。陰嚢外で固定されている停留精巣とは違い，用手的に陰嚢内へと精巣を引き戻すことができる。陰嚢内に自然に降りてくるのであれば手術が行われないことが多いが，症状の程度によっては手術を検討されることもある。また，精巣（精索）捻転を起こしやすい。

（参考文献）吉田修. ベッドサイド泌尿器科学 改訂第4版. 東京：南江堂；2013. p 1011-1013.
日本泌尿器科学会学術委員会編. 停留精巣診療ガイドライン. p 6-7.　https://jspu.jp/download/guideline/guideline_1.pdf

要観察歯 ⑤
questionable caries under observation（略）CO

う窩（虫歯によってできた穴）が認められない初期う蝕（虫歯）の可能性があるものの，自ら管理することによりう蝕への進行を防ぐことができる歯のことを指す。具体的には，歯の表面に白濁や斑点，歯の溝に褐色や粘性，隣接面に脱灰を認める歯やう蝕歯かどうかの判別が難しい状態の歯である。学校の歯科検診においては，略記号の「CO（シーオー）」が用いられる。「CO」とされた歯は，そのまま放置すればう蝕歯に進行する可能性はあるが，食習慣や歯みがきを改善することで進行を止め，歯の再石灰化で改善できる。学校や家庭における適切な口腔保健指導に加え，かかりつけ歯科医による積

極的な保健指導や予防処置を行うことが望ましい。

養護教諭 ⑤
yogo-teacher

　学校教育法（第37条等）によって定められた教育職員の種別である。養護教諭は同法において「児童の養護をつかさどる」とされている。学校保健に携わり，保健室を経営する。わが国独自の教育職員であり，欧米にはみられない（英訳が難しい）。学校保健安全法（第9条）においては，「養護教諭その他の職員は，相互に連携して，健康相談又は児童生徒等の健康状態の日常的な観察により，児童生徒等の心身の状況を把握し，健康上の問題があると認めるときは，遅滞なく，当該児童生徒等に対して必要な指導を行うとともに，必要に応じ，その保護者に対して必要な助言を行うものとする。」とされている。ちなみに，学校に勤務する看護職者については，その英訳をschool nurse と表記することにする。

予期しない妊娠 ①
unintended pregnancy, unplanned pregnancy

　妊娠は生命（いのち）に結びついている。「望まない妊娠（unwanted pregnancy）」という表現は差別意識（その "いのち" を望まない）が潜在的にあるという指摘があり，欧米では早くから用いられなくなっていた。わが国では，健やか親子21（第1次）の第2回中間評価から，「望まない妊娠」は姿を消し，その後，児童虐待死亡例の年次報告からもその用語は姿を消した。本学会の学術面でも「望まない妊娠」を用いるよりも，「予期しない妊娠」「計画していない妊娠」「意図しない妊娠」の用語を用いることにする。大阪府や福岡県は一般向けに「思いがけない妊娠」を用いており，この用語も使用可能とする。

ライフスキル ④

life skills

　適切な日本語がないために，カタカナ表記「ライフスキル」とされているが，life を「生きていく上での」と訳し，skills を「技術」と訳せば，「生きていく上での技術」と大意をとることができる。

　車を運転する上ではその「技術」が必要なように，生きていく上ではその「技術」が必要であるという欧米の考えである。車の運転の「技術」が，自動車学校における教育プログラムによって得られるように，生きていく上でのいくつかの「技術」も教育プログラムによって得られると考えるわけである。すなわち，「ライフスキル」は，合理的に構築された計画的教育プログラムによって得ることのできる「生きていく上での技術」の集まりといえる[1]。

　WHO（1993）は，ライフスキルを「場面に柔軟に対応し，かつ神頼みや運任せにしない行動のための能力」としており，それは「わたしたちを毎日の生活において生じるさまざまな要求や乗り越えるべき困難な事柄に効果的に対応できるようにする」と定義した[2]。WHO は 1998（平成 10）年にライフスキル教育に関する関係機関会議を開催した。そこではライフスキルの定義に関する議論がなされ，「ライフスキルは心理社会的な技術」であることが確認された。そのキーワードは，個人的，社会的，対人的，認知的，情緒的，普遍的とされた。

　ただし，ライフスキルは「生きていく上での技術」ではあるが，健康教育の分野に限っていえばそれは心理社会的な技術・能力に特化したものであり，資産運用技術等の「生計を立てるための技術（livelihood skills）」ではないことに留意する[1]。

（引用文献）1）鳩野洋子，島田美喜．公衆衛生実践キーワード地域保健活動の今がわかる明日がみえる．東京：医学書院；2014．p 72-73.

2）World Health Organization. Division of Mental Health. Life Skills education for children and adolescents in schools. 1993. p 1.　https://apps.who.int/iris/handle/10665/63552

卵巣機能不全（症）⑥
ovarian insufficiency（dysfunction）

　卵巣の機能が低下し月経異常・無月経，あるいは妊孕性の低下を呈している状態である。中枢性および卵巣性の双方の原因が考えられるが，狭義には卵巣自体の機能不全により内分泌学的に高ゴナドトロピン・低エストロゲン状態を呈している状態を指す。機能不全の原因として，卵巣の老化によるもの以外に卵巣腫瘍によるものもある。

卵巣チョコレート嚢胞 ⑥
chocolate cyst of the ovary

　子宮内膜症により卵巣に形成された嚢胞。子宮内膜症性嚢胞（endometriotic cyst）とも呼ばれる。卵巣に発生した子宮内膜様組織が月経のたびに出血，貯留を繰り返すため卵巣内に貯留嚢胞を形成する。嚢胞内容液がチョコレート様の暗赤色に見えるためこの名がある。およそ1％が，明細胞がんあるいは類内膜がんに移行することが報告されている。

リカバリー ①
recovery

　症状の消失（寛解）だけでなく，社会生活機能や職業的機能の十分な改善にまで到達することを意味する用語として，治療効果の指標として用いられる。当事者が疾患を自らコントロールしながら自分らしく生きている状態，あるいは自分が求める生き方を主体的に追求するプロセスを意味している。

〔参考文献〕菅間真美. リカバリー・退院支援・地域連携のためのストレングスモデル実践活用術. 東京：医学書院；2016.

リプロダクティブ・ヘルス/ライツ ⑥
reproductive health and rights

　生殖に関する権利は，すべてのカップルと個人が，出産する子どもの人数，間隔，時期を，自由に責任を持って決断することができる権利，そしてその

ための情報と手段をもつ権利，およびできるだけ最高水準の性と生殖の健康を手に入れる権利を認めることに関わっている。それらにはまたすべての人が差別と強制と暴力を受けることなく生殖に関する決定をする権利も含まれる。1994（平成6）年，カイロ国際人口・開発会議で採択された文章に基づいている。リプロダクティブ・ヘルスとは「生涯を通じた性と生殖に関わる健康」と「リプロダクティブ・ヘルスケア・サービスを適切に利用できる権利」の二つを要点とし，リプロダクティブ・ライツは「生殖の自己決定権（産む自由・産まない自由を自己選択できる権利）」と「リプロダクティブ・ヘルスケアへの権利」に焦点を置く用語である。

療育 ①④⑤
ryoiku

子どもの障がいの軽減や改善により自立を目指し，①身体障がいの予防，②早期治療・リハビリ，③家族・地域を含めた教育や生活指導などを総合的に行う支援や活動を指す。「肢体不自由児の父」と呼ばれた高木憲次の造語である。当初，肢体不自由児を対象とした用語であったが，現在は，身体障害，知的障害，発達障害など障がいのある子ども，発達障害の可能性のある子どもも含んでいる。療育の意味が拡大する中，同義語として「発達支援」（障がいのある子どもに対する狭義として）が使われるようになっている。「発達支援」は，2012（平成24）年の児童福祉法改正によって児童発達支援が整備される中で一般的になった用語である。一方，療育手帳，療育の給付などの使われ方もするため，学術面では用語の示す範囲を明確にして使用する。

〔参考文献〕厚生労働省. 障害児支援施策児童発達支援ガイドライン. https://www.mhlw.go.jp/file/06-Seisakujouhou-12200000-Shakaiengokyokushougaihokenfukushibu/0000171670.pdf

淋菌感染症 ⑥
gonococcal infection

淋菌（*Neisseria gonorrhoeae*（*gonococci*））の感染による性感染症である。淋菌は患者の粘膜から離れると数時間で感染性を失い，日光，乾燥や温度の変化，消毒剤で簡単に死滅するため，性行為以外での感染はまれである。男

性が淋菌に感染すると主に淋菌性尿道炎を呈し，2〜9日の潜伏期を経て通常膿性の分泌物が出現し，排尿時に疼痛を生ずる。女性では主に子宮頸管炎を呈するが，男性より症状が軽く自覚のないまま経過することが多い。しかし淋菌感染症は骨盤炎症性疾患，卵管不妊症，子宮外妊娠，慢性骨盤痛の主要な原因であり，さらに淋菌感染によりHIVの感染リスクが高まることが報告されている。また口腔性交（オーラルセックス），肛門性交（アナルセックス）を介した咽頭，直腸への感染も同様に自覚症状に乏しく，感染源になりうる。

〔参考文献〕国立感染症研究所. 淋菌感染症とは. https://www.niid.go.jp/niid/ja/kansennohanashi/527-gonorrhea.html

レジリエンス ②③⑥
resilience

　「レジリエンス」は逆境において人が適応的に行動する能力や自己破壊的な影響から素早く立ち直る能力や過程という意味をもつ。"立ち直る"とは，日常の生活に戻るということである。

　もともとレジリエンスという用語は跳ね返りや圧縮後の復元を意味するresilire（recoil）に由来し，ストレスと同様に物理学分野で使われはじめた。まず医学分野において疾病抵抗性等の意味合いで「レジリエンス」が使われだした。ヒトを含む生物における「レジリエンス」には生物学的基盤があることから，生物学をはじめとして，心理学・社会学等で研究が進んでいる。

　本学会の学術面において，用語「レジリエンス」を用いる場合には，定義を付すこととする。また，レジリエンスを測定する尺度を用いる場合には，尺度情報に加え，設問項目を含めて記載することとする。

　レジリエンスは，ストレスと同様に漠然とした用語であり，全体像を捉えにくい面がある。しかしながら，漠然としているからこそ多くの学問領域で応用ができ，各領域の専門家がその状況にあった課題解決法を導く材料になりうる。さまざまな分野の研究的視点があることでレジリエンス研究の幅が広がり，思春期の子どもたちが社会に適応し自己実現していく手助けになることが期待されている。

レディネス ③⑥
readiness

　レディネスは，社会面で経営，人事，教育などの分野で使われているが，心理用語である。学習や何かを習得する場合，それに必要な条件や環境が学習者側に整っている状態で，「学習」が効果をもつためには，学習者の心身が一定の「発達」を遂げていることが必要である[1]。青年期（思春期から前成人期の間）は社会的アイデンティティと安定した家族を形成する時期である。スポーツ，音楽，受験勉強，「私」や「他者」との交流，学習や訓練等を通してレディネスを獲得していく。たとえば，書き言葉を学習するにあたっては，話し言葉を十分獲得していることが望ましい。この場合，話し言葉の獲得は書き言葉学習のレディネスに当たる。レディネスの形成には，成熟的要因と経験的要因の両者が関連している。成熟的要因は個々人の一般的発達水準であり，経験的要因はその課題を学習するための前提となる知識や技能がすでに習得されているか否かということである[2]。

〔引用文献〕1）中島義明，安藤清志，子安増生，坂野雄二，繁桝算男，立花正夫ら．心理学辞典．東京：有斐閣；2004. p 898.
2）武井麻子，江口重幸，末安民生，小宮敬子，式守晴子，相田信男ら．系統看護学講座専門分野Ⅱ　精神看護の基礎．東京：医学書院；2020. p 77.

ら行
わ行

恋愛 ①④
love affair

　特定の異性に対する気持ちで，好意・会いたい・いつもいっしょにいたい・二人だけの世界を共有したいなどが存在する状態。思春期になると出現しはじめる。性指向には，他者に対して恋愛感情や性的欲求を抱かないアセクシュアルがあるので，すべての人がもつ感情ではない。SOGI（sexual orientation and gender identity：性的指向と性自認）から考える，男女の異性交際に限定されるものではないが，一般的には男女で規定されている。お互いに恋愛の気持ちがあるときに恋愛関係となる。恋愛関係にあることを「付き合う」ともいう。学校教育では「異性との交際」が用いられる。

労働基準法 ⑤
Labor Standards Act

　わが国の法律である。第1条（労働条件の原則）（以下，要約）において，「労働条件は，労働者が人たるに値する生活を営むための必要を充たすべきもの」でなければならず，「この法律で定める労働条件の基準は最低のものであるから，労働関係の当事者は，この基準を理由として労働条件を低下させてはならないことはもとより，その向上を図るように努め」，また，第2条（労働条件の決定）において，「労働条件は，労働者と使用者が，対等の立場において決定すべきもの」であると定め，賃金の支払いや労働時間，また災害補償など細かく規定されている。さらに，第56条（最低年齢）において，一部例外はあるものの「児童が満15歳に達した日以後の最初の3月31日が終了するまで，これを使用してはならない」と定めるなど，18歳未満の年少者に対する労働基準に関しては，契約や労働時間および休日，深夜業，また危険有害業務の就業制限などについても規定している。

矮小陰茎 ⑥
micropenis

　伸展した状態の陰茎長が新生児・乳児では2.0 cm以下，5歳で2.5 cm以下，10歳以上で3.0 cm以下で，形態的には正常の陰茎を指す。陰茎は男性ホルモンの作用で大きくなるため，男性ホルモン投与が治療法で，一般的にはテストステロン注射あるいは軟膏塗布が行われる。陰茎の先端が皮膚に覆われていないもの，極度に小さいもの，陰嚢の形の変化を伴うもの，停留精巣を伴うものはとくに要注意である。このときには，男性ホルモン効果を減弱させる特異的な異常が存在する可能性があるため，きちんとした検査が必要とされる。また，矮小陰茎と間違えられやすいものに包茎と埋没陰茎がある。包茎は，みかけ上矮小陰茎と似ているが，医学的には包皮がめくれない真性包茎以外治療は必要ないとされている。埋没陰茎は，陰茎の周辺に脂肪が蓄積するために陰茎が小さく見える状態を指す。

〔参考文献〕浜松市子育て情報サイト. ちょっと気になる性の問題 第1回：小さなペニス（ミクロペニス）. https://www.hamamatsu-pippi.net/shiritai/blog/hint/docs/2014030315674/

思春期学基本用語集の編集作業を終えて

　この度，思春期学基本用語集の初版発刊に至ることができました。取りまとめ作業に携わった者の一人として，まずは執筆者の先生方はじめ，編集委員の先生方のご尽力に，心より感謝を申し上げます。

　本用語集は，用語の使い方を示す手引きとなることを目的として編纂されたものです。編集委員会は，いまだ確立の途上である思春期学の道標になれば，との思いで作業に取り組みました。とはいえ本用語集は，日本思春期学会において初めて発刊された用語集であり，道標としてはまだまだ最初の一里塚に過ぎません。今後，多くの会員の皆様からのご意見やご指摘を受けて，第二版，第三版へと続き，その過程がやがて学問として確立する道へとつながることを願っています。

　次の参考にしていただくため，本用語集編纂の作業工程を記しておきます。

● 日本思春期学会において，教育委員会が用語集編纂に取り組むことが決定した。
● 教育委員会で用語集の基本方針，用語採集の領域範囲を検討した。
● 教育委員会の松浦賢長理事，松崎一葉理事を統括として，理事や幹事に，産婦人科，泌尿器科，精神科，公衆衛生，学校教育，学校保健，心理，社会福祉，看護，新奇横断の10領域それぞれを担当する編集委員として就任いただいた。
● 編集委員会で用語採集方針と執筆要領を策定した。
● 編集委員会において，「思春期学」で過去に執筆された論文のキーワード等を参考に思春期に関係する用語を各領域に50程度採集した。
● 採集した用語について，第39回日本思春期学会学術集会において公表し，あわせて学会会員を対象にパブリックコメントを募集した。
● 会員からの募集および編集委員の推薦等により執筆者を決定し，執筆をした。
● 他の編集委員が担当した原稿について相互に確認し，査読を行った。
● 編集委員自信が担当する領域の用語について，複数回の校正を実施した。
● 第40回日本思春期学会学術集会に合わせて発刊した。

　編集委員の先生方には，ご多忙の中，何度もオンラインでの会議にご参加をいただき，たくさんの建設的なご意見を頂戴し，そして度重なる作業依頼に丁寧にご対応いただきました。改めて御礼を申し上げます。ありがとうございました。

　本用語集が，会員の皆様の研究・教育活動のお役に立つことを願っております。

2021年8月

編集委員会 委員　原田 直樹

英文索引

和文索引

あ行

か行

167

NDC 491　　175 p　　21cm

思春期学基本用語集

2021 年 8 月 25 日　第 1 刷発行

編　者　　一般社団法人 日本思春期学会

発行者　　髙橋明男
発行所　　株式会社　講談社
　　　　　〒 112-8001　東京都文京区音羽 2-12-21
　　　　　　　販　売　(03)5395-4415
　　　　　　　業　務　(03)5395-3615

KODANSHA

編　集　　株式会社　講談社サイエンティフィク
　　　　　代表　堀越俊一
　　　　　〒 162-0825　東京都新宿区神楽坂 2-14　ノービィビル
　　　　　　　編　集　(03)3235-3701
印刷所　　株式会社双文社印刷
製本所　　株式会社国宝社

Printed in Japan

ISBN 978-4-06-524697-9